Dr. med. KARLHEINZ FRANK

F*CK YOU, SKOLIOSE!

so verliert die Diagnose ihren Schrecken

DIE ANGIOLOGISCHE THEORIE ZUR ADOLESZENTEN IDIOPATHISCHEN SKOLIOSE

erklärt wie sie entsteht und wie die Operation vermieden werden kann

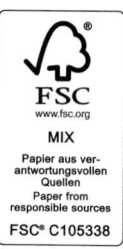

1. Auflage 2020

© Copyright Dr. med. Karlheinz Frank

www.scoliosis-portal.com

ISBN: 978-3-75044-112-5

Herstellung und Verlag: BoD - Books on Demand, Norderstedt

Dieses Buch ist als reiner Ratgeber gedacht, nicht als medizinisches
Handbuch, das eine ärztliche Behandlung oder Untersuchung ersetzt.

INHALT

VORWORT von Dr. Kurt G. Hering

Der Autor beleuchtet mit seiner Angiologischen Theorie zur Skoliose der Heranwachsenden das Problem von vielen Seiten. Seine Ausführungen zur Entwicklung der Skoliose sind Neuland und entfernen sich weit von den bekannten biomechanischen Vorstellungen. Auch für den Radiologen findet sich Neues, da bei der Befundung und Beurteilung Haltung und Messungen von Knochendichte, Winkeln, Torsionen und Spondylolisthesen im Vordergrund stehen. Die Verbindung von Anatomie und Funktion der Gefäße im Brust- und Bauchraum zur Skoliose ist auf den Röntgenaufnahmen nicht zu beurteilen, erst mit Einführung der MRT sind weitere funktionelle Erkenntnisse zu erwarten.

Das vorgestellte Konzept wurde in dieser Form bislang nicht beschrieben und rundet sich mit den Ergebnissen der modernen Angiologie zu einem schlüssigen Bild.

Von besonderem Wert sind seine Ausführungen zur Entstehung des Flachrückens und zur Prävention; hier leiten sich neue Vorschläge ab, die jedermann eigenverantwortlich umsetzen kann. Der Kenner der Skoliosebehandlung wird alte Vorstellungen und neue Interpretationen kennenlernen, die auch Einfluss auf die diagnostischen und therapeutischen Maßnahmen haben.

Dr. Kurt G. Hering

ehem. radiologischer Chefarzt
Klinikum-Westfalen (Knappschaftskrankenhaus) Dortmund

EINLEITUNG

Die Adoleszente Idiopathische Skoliose (AIS) ist mit ca. 90% die häufigste Verbiegung der Wirbelsäule, die alleine in der Pubertät und monosymptomatisch entsteht, d.h. ohne erkennbare weitere orthopädische, internistische oder neurologische Symptome. An dem Problem der krumm wachsenden Kinder (griechisch skolios: krumm) wurde die Orthopädie (griechisch ortho paidi: gerades Kind) zu einem eigenständigen, klinisch bedeutsamen Fach.

Die Ursache der Skoliose gilt noch immer als unbekannt. Dieses Buch erklärt, weshalb falsche Definitionen und starre Denkmuster bisher die Sicht auf den wahren Entstehungsmechanismus der zur Skoliose führt, versperren. Es zeigt auf, weshalb biomechanische Behandlungskonzepte wie Korsett, Wirbelsäulenchirurgie oder die Empfehlung zur Rückenlage in der Nacht erfolglos und problematisch sind und man auch keine Einsichten aus der Genetik erwarten kann.

Tatsächlich steckt die Anlage zur Skoliose in uns allen. Allein durch den aufrechten Gang beim Menschen, wird die Gefäßasymmetrie im Brustraum zur entscheidenden Schwachstelle. Im Tierreich sind Skoliosen praktisch unbekannt.

Die wahre Ursache der Skolioseentstehung ist nach der **Angiologischen Theorie** ein Venenabflussproblem. Auffällig ist das immer gleiche Zeitfenster der Skolioseentwicklung während der frühen Pubertät, das mit dem Verschwinden des embryonalen Gefäßsystems zusammenfällt. Diese Entwicklung ist bei den Fachleuten der Orthopädie wenig bekannt.

Mädchen sind von Skoliosen häufiger und schwerer betroffen als Jungen. Sie weisen im Gegensatz zu Jungen häufig einen eher flacheren Brustkorb (Flachrücken) auf. Dieser bietet den Organen im Brustraum weniger Platz, was zu einer Verschiebung der Aorta und zu erhöhtem Druck auf die Venen vor der Wirbelsäule führt, die Wachstumsfugen der Wirbelkörper versagen einseitig. Die Gegenseite wächst normal und es entsteht die skoliosetypische Seitverbiegung.

In manchen Fachkreisen wird fälschlicherweise von einer Rotation der Wirbelsäule gesprochen. In Wirklichkeit gibt es jedoch keine Achsverdrehung der Wirbelsäule sondern nur eine Seitverbiegung. Das unterschiedliche Wachstum der Rippen führt zur Buckelbildung - daher kann nur am Rippenkäfig zurecht von einer Rotation gesprochen werden.

Wenn man die Krankheit wirklich verstehen möchte, darf man sich ihr nicht nur aus Sicht der Orthopädie nähern, sondern muss die Zusammenhänge ganzheitlich und interdisziplinär erfassen. In diesem Buch wird die Adoleszente Idiopathische Skoliose (AIS) detailliert Schritt für Schritt erklärt und die Mechanismen, der charakteristischen Wirbelsäulenverbiegung aus verschiedenen Blickwinkeln der medizinischen Grundlagenfächer beleuchtet, was auch immer wieder zu Wiederholungen führt. Dies ist ein Lehrbuch: „Die Wiederholung ist die Mutter des Verstehens" (russisches Sprichwort).

Das Buch wendet sich an Fachleute, Betroffene und deren Angehörige. Die leicht verständlichen Zusammenfassungen der Kapitel, die FAQs sowie der Glossar mit Erläuterungen der Fachbegriffe ermöglichen es auch dem medizinischen Laien das komplexe Problem der Skolioseentstehung zu verstehen. Skoliosepatienten und den Angehörigen ist zu empfehlen, was für andere Leiden auch gilt:

Werde zum Spezialisten für deine Erkrankung.
Mit dem Verstehen wächst auch der Behandlungserfolg!

1. WARUM TRITT DIE SKOLIOSEFORSCHUNG AUF DER STELLE?

Wie falsche Denkgewohnheiten die Lösung blockieren

Trotz erheblicher nationaler und internationaler Bemühungen, unzähligen Veröffentlichungen, Kongressen und Diskussionen wird immer wieder darauf hingewiesen, dass wesentliche Fortschritte in der Skolioseforschung gerade bei den häufigen und volkswirtschaftlich bedeutenden Adoleszenten Idiopathischen Skoliosen (AIS) seit vielen Jahren ausgeblieben sind. Besonders naheliegende Erklärungsmodelle zum biomechanischen Versagen der wachsenden Wirbelsäule kommen über oberflächige Erklärungsmodellen nicht hinaus, desgleichen auch davon abgeleitete Therapiekonzepte. Die in der Orthopädie zur Frühbehandlung angebotene Behandlung mit Korsetten, als äußere Stütze für eine vermeintlich unzureichende rotatorische Eigenstabilität des Achsenorgans, zeigen bei kritischen Nachuntersuchungen zweifelhafte Erfolge. Warum sonst mag es nicht gelingen flächendeckende Screeningprogramme zur Skoliose einzuführen - es fehlt der schlüssige Nachweis präventiv wirksamer Programme.

Bezeichnend für die Denkart des ganzen Faches ist das Andry'sche Bäumchen, dessen krummes Wachstum mit Stricken gebändigt werden soll. Langzeitbeobachtungen belegen aber, dass die Korsettbehandlung den weiteren Haltungsverfall der Wirbelsäule nicht zuverlässig verhindert und behandelte und unbehandelte Patienten in vergleichbarer Zahl schließlich in die Wirbelsäulenchirurgie verwiesen werden. Die operative Konsolidierung hat aber ihren Preis: die Bewegung des Achsenorgans geht lebenslang verloren, Spätkomplikationen sind häufig.

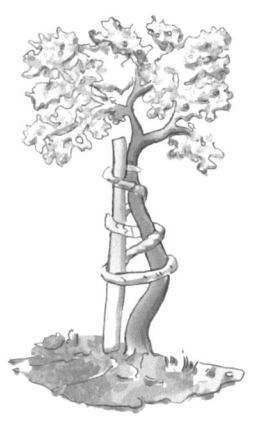

Abbildung 1: ANDRY´sches Bäumchen, das Wahrzeichen der Orthopädie.
An dem Problem der Wirbelsäulenverbiegung hat sich das klinische Fach Orthopädie heraus gebildet.

Vater der Entwicklung war Nicolas Andry de Boisregard, der 1741 erstmals den Begriff der Orthopädie für die „Ungestaltheit der Kinder" mit Entwicklungsstörungen der Wirbelsäule verwendete.

Die Orthopädie ist an dem Skolioseproblem zu einem eigenständigen und bedeutenden klinischen Fach geworden. Bis heute vermag sie sich aber nicht von biomechanischen Vorstellungen und Denkansätzen zum Knochenwachstum und zur Entstehung der Krankheit zu lösen. Die Gründe für den Stillstand mögen vielfältig sein, mit Blick auf bisherige Publikationen muss aber betont werden, dass bereits auf Ebene der Beschreibungen und Definitionen notorische Fehlleistungen vorliegen, die von vielen Autoren kritiklos übernommen werden. So orientiert sich die Definition der idiopathischen Skoliose ab 10 Winkelgraden nach COBB an der Schwelle, welche von Orthopäden als relevant für weitere Kontrollen angesehen wird. Bei geringeren Verformungen wird dagegen von Wirbelsäulenverbiegungen gesprochen, die keiner weiteren Intervention bedürfen. Minderformen der Skoliose finden sich aber überaus häufig. Befreit man die Definition der idiopathischen Skoliose von dem praktischen und vordergründigen Aspekt der Kontroll- und Behandlungsbedürftigkeit, wird offensichtlich, dass eine Veranlagung zur Skoliose in uns allen steckt. Es muss befremden, dass die Formenmonotonie der idiopathischen Skoliose, die strenge Begrenzung auf die Wirbelsäule und das eigentümliche Zeitfenster der Skolioseprogression zu keinen erkennbaren Überlegungen eines Anlageschadens geführt haben. So finden sich in der Literatur der vergangenen Jahrzehnte keine nennenswerten Versuche die Skoliose mit einer anatomisch-konstruktiven Asymmetrie der Wirbelsäule in Beziehung zu setzen. Dabei dürfen die Überlegungen nicht auf das Skelett beschränkt werden, komplexe Sachverhalte lassen sich nicht, wie wir noch sehen werden, auf die Sichtweise eines einzelnen klinischen Faches begrenzen.

Ein wesentlicher Aspekt von Forschung beginnt mit dem Sichthorizont, der von Definitionen abgesteckt wird, falsche Definitionen führen uns auf falsche Fährten und schließlich zu falschen Denkgewohnheiten. Wissenschaft ist die Kunst die richtigen Fragen zu stellen, die mit den Mitteln des eigenen Faches beantwortbar sind. Zweck der Wissenschaft ist es unser Verstehen so zu vertiefen, so dass das, was wir heute wissen morgen als überholt gelten kann - oder, wie Max Weber sagte, das beständige und unbeirrte Bohren dicker Bretter.

Die hier vorgestellte Angiologische Theorie der Adoleszenten Idiopathischen Skoliose muss daher zunächst fehlerhafte Definitionen und Beschreibungen ausräumen und den Blick frei machen für das eigentliche biologische Problem, dessen Formulierung die Orthopädie bislang versäumt hat. Der Autor ist der Ansicht, dass das Geradenageln der Wirbelsäule als ultima ratio dann ein Ende findet, sobald wir das Krankheitsbild verstehen und dann endlich auch kausal intervenieren können. Man störe sich nicht an dem Begriff Theorie, erkenntniskritische Untersuchungen führen zu der Einsicht, dass alles Denken und Erklären letztlich immer nur Theorie sein kann.

9

Warum ist eine korrekte Begriffsklärung so wichtig?

Sie ist wichtig, weil die sehr häufige skoliotische Verbiegung der Wirbelsäule, welche sich erst in der Pubertät einstellt, als ein konstitutionelles Merkmal betrachtet werden muss, dessen Ursache in unserer Anatomie zu suchen ist. Desgleichen wendet das besondere Zeitfenster der Skolioseentwicklung den Blick auf ein Entwicklungsmerkmal des Skeletts, das sich bei Morbus Scheuermann und Osteochondrosis deformans in vergleichbarer Weise findet.

Wenn, wie sich an normalen Röntgenfilmen der Brustorgane unschwer nachweisen lässt, ca. die Hälfte der Bevölkerung skoliosetypische Verformungen der Wirbelsäule aufweist, dann stellt sich die Frage nach einer genetischen Ursache nicht mehr. Selbst wenn man die Zahlen nach der Definition von COBB zugrunde legt zu einer Häufigkeit der idiopathische Skoliose von 1-3 % in der Bevölkerung, sind genetische Ursachen höchst unwahrscheinlich; gesicherte erbliche Skoliosen finden sich erheblich seltener, bereits von Geburt an und mit einer bizarren Formenvielfalt und Progredienz. Das auffällige Merkmal einer auf die Pubertät begrenzten Skoliosedynamik und einer isolierten Seitverbiegung ohne begleitende orthopädische, internistische oder neurologische Symptome ist mit einem Erbmodus schlicht unvereinbar.

Die von Genetikern derzeit intensiv beforschten idiopathischen Skoliosen lassen bis in die jüngste Zeit keinerlei zielführende Erklärungsansätze erkennen, sie bieten vielmehr bei genaueren Betrachtungen beträchtliche Fehler der Studien- und der Datenqualität. Sie sind Beispiele gravierender Fehler in der epidemiologischen Feldforschung, die zu unschlüssigen Ergebnissen führen. Eine umfassende Darstellung der unterschiedlichen Studienansätze und der aktuellen Ergebnislage bieten die Kapitel 13 und 14.

Die Einteilung von Skoliosen nach Lenke oder King mit scheinbar wahllosen Schwingungsrichtungen, Lokalisationen und Kombinationen vermitteln den Eindruck einer beliebigen Formenvielfalt der Skoliose, die es in praxi nicht gibt. Bemerkenswert ist ferner, dass sich Veränderungen im Sinne der idiopathischen Skoliose an der Halswirbelsäule (HWS) nicht finden – an keiner Stelle in der Literatur findet sich dazu eine Diskussion. Warum aber ist die Halswirbelsäule so skolioseresistent? Andererseits sollen subtile präskoliotische Fehlstellungen, rotatorische Instabilitäten oder ineinander verschachtelte Kontrakturen vom Hinterhauptsgelenk bis in die Zehenspitzen hinein vorliegen, die sich am Ende irgendwie zu Skoliosen auswachsen sollen. Veränderungen solcher Art lassen sich regelmäßig von Autoren anderer Denkschulen nicht nachvollziehen.

Ein weiteres Beispiel definitorischer Ungenauigkeiten und Fehlbeobachtungen bietet die angebliche Rotation skoliotischer Wirbelsäulensegmente, die es bei korrekter Anwendung des Begriffes aber nicht gibt. Auch eine klare Unterscheidung der Verformungen der Wirbelsäule und des Rippenkäfigs abgeleitet von den zugehörigen Wachstumsfugen findet sich nur ansatzweise in der Literatur. Es gibt an der Wirbelsäule keine Struktur, die eine Rotation des Bewegungssegmentes erzeugen könnte – die anatomischen Voraussetzungen fehlen dazu; siehe Kapitel 11.

Der eigentliche Grund für den Stillstand der Skolioseforschung ist in der bis heute nicht korrekt erfassten Pathogenese der degenerativen Arthrose zu sehen. Sie ist der Schlüssel für das biologische Problem des Skolioseprozesses. In pathologisch-anatomischen und radiologischen Beschreibungen skoliotischer Bewegungssegmente finden sich degenerative Veränderungen unter dem Bild einer einseitigen Arthrose. Dennoch besteht eine Hemmung diese als arthrosetypisch zu bezeichnen, wohl aus dem Grunde, weil derart atypische und isolierte Arthrosen an Kindern und Jugendlichen kaum vorstellbar erscheinen. Tatsächlich ist die Adoleszente Idiopathische Skoliose paradigmatisch (lehrbuchhaft) für eine in unserer Anatomie und Körperhaltung begründete Arthrose, die sich als Anlage bei fast allen Menschen findet - die Skoliose ist der Preis des aufrechten Ganges. Das hat man immer schon geahnt, doch der Schlüssel zum Verstehen fehlte.

Den Ausführungen zur Entstehung der adoleszenten Skoliose müssen daher in der gebotenen Kürze die Grundsätze der Arthroseentstehung als Degenerativprozess voran gestellt werden. Hervorzuheben ist, dass die Skolioseentwicklung nach Wachstumsende formal beendet ist, wohl aber mit zunehmendem Alter in die allgemeine degenerative Arthrose einmünden kann und sich auf diesem Boden, aber eben sehr viel später, als progredient erweisen kann. Das eigentümliche Zeitfenster der idiopathischen Skoliose findet praktisch keine Diskussion, wohl weil bislang ein publikationswürdiger Erklärungsansatz dazu völlig fehlt. Der angiologischen Grundlagenforschung verdanken wir hier die entscheidenden Impulse, welche unter dem Begriff des Vascular Pruning zusammengefasst werden. Der Begriff bezeichnet die terminale Reifung des Gefäßbetts, die in der frühen Pubertät beginnt und nicht nur auf das Skelett beschränkt ist. Da sich bei Morbus Scheuermann und bei Osteochondrosis dissecans dasselbe Zeitfenster findet, werden diese in Exkursen am Ende des Buches kurz abgehandelt.

Der Leser wird sich in den nachfolgenden Ausführungen mit manchen Fakten vertraut machen müssen, die in der Orthopädie wenig bekannt sind. Die Angiologische Theorie der Adoleszenten Idiopathischen Skoliose folgt ganz anderen Überlegungen, die sich aber geradlinig aus den Merkmalen der idiopathischen Skoliose ableiten lassen und biologisch klar begründbar sind.

Alle gebotenen Fakten und pathophysiologischen Prozesse sind wissenschaftlich gesichertes Wissensgut und greifen lückenlos ineinander. Hier ist kein Platz für Spekulation. Die zentralen Merkmale der Skoliose werden aus dem Blickwinkel verschiedener Fächer der Medizin erheblich vertieft. Die Angiologische Theorie spannt einen großen Bogen von der degenerativen Arthrose zur allgemeinen Pathogenese der Skoliose bis zu frühembryonalen Entwicklungsschäden des Skeletts, die sich wegen der Dauer der Gefäßentwicklung erst in der Pubertät manifestieren und daher der Wahrnehmung durch die Orthopädie bislang entgangen sind. Die angiologische Grundlagenforschung erlaubt heute die vollständige Beschreibung der Gefäßentwicklung im Knochen und bietet damit neue pathogenetische Ansätze, die sich nicht nur auf die Skoliose beschränken. Die für die Argumente erforderliche literarische Dokumentation ist ausführlich hinterlegt.

FAZIT

Die AIS ist eine komplexe Verformung der Wirbelsäule, die nur auf Grundlage korrekter Definitionen und Beschreibungen verstanden wird. Bereits die Daten zur Vorkommenshäufigkeit (Prävalenz) der Skoliose sind irreführend, die Mehrzahl der Verformungen wird unterschlagen, obwohl auch diese skoliosetypisch sind. Die Formenmonotonie deutet auf ein konstruktives Problem, das sich in unserer Anatomie im Brust- und Bauchraum begründet. In gleicher Weise ist auch das enge Zeitfenster monoton auf die frühe Pubertät begrenzt. Da sich die Veränderungen auf das Skelett beschränken, finden sich auch keine primären Veränderungen an anderen Organen, ein Skoliose-Syndrom gibt es daher nicht. Idiopathische Skoliosen sind weltweit verbreitet und untrennbar mit dem aufrechten Gang des Menschen verbunden. Es hat sie zu allen Zeiten gegeben mit einem unveränderten Krankheitsbild, zivilisatorische Einflüsse scheiden aus.

2. MERKMALE UND ENTSTEHUNG DER DEGENERATIVEN ARTHROSE ZUM VERSTÄNDNIS DER SKOLIOSE

Wie entsteht Arthrose, warum ist dies wichtig, um Skoliose zu verstehen?

Zum Verständnis der idiopathischen Skoliose als biologischen Prozess werden Ausführungen zur allgemeinen Pathogenese der Arthrose (Krankheitsentwicklung) vorangestellt. Auch wenn der Begriff der degenerativen Arthrose weit verbreitet ist muss doch eine Klärung der Terminologie vorangestellt werden. Das lateinische Wort Degeneration bedeutet „aus der Art schlagen" und besagt, dass ein degenerativ verändertes Organ eine Schädigung erfährt und seine ursprüngliche regelrechte Funktion verliert. Dabei handelt es sich um biologische Prozesse, die sich von kurzfristigen Einwirkungen nach Art von Traumen unterscheiden.

Hier ist die Unterscheidung nach primärer und sekundärer Degeneration sinnvoll. Dabei soll mit primärer Degeneration ein Prozess bezeichnet werden, der ohne erkennbare äußere Ursache eintritt. Vielfach wird in der Medizin dafür auch der Begriff idiopathisch verwendet, der wörtlich übersetzt besagt, dass ein Leiden aus sich heraus entstehen soll – eine professionelle Umschreibung für Nichtverstehen. Eine sekundäre Degeneration wäre dann ein Prozess dessen Ursache oder Mechanismus bekannt ist. Ein Beispiel dafür wäre ein Kniegelenkstrauma mit nachfolgend arthrotischen Veränderungen am Knorpel, oder eine primäre Gelenksfehlstellung mit pathologischer Biomechanik, die sekundär den Knorpel aufbraucht.

Degeneration und Alterung sind begrifflich zu trennen, auch wenn sie vielfach gemeinsam auftreten. Unter Alterung (Seneszenz) soll verstanden werden eine Einschränkung der normalen Organfunktion im Alter, etwa der Körperkraft oder des Lungenvolumens. Solche Veränderungen sind gerade nicht krankhaft und unserem normalen biologischen Schicksal geschuldet. Es ist eine gesellschaftlich weit verbreitete Ansicht, die auch in die Rechtsprechung und das Berufskrankheitenrecht Eingang gefunden hat, dass man sich Arthrosen durch berufsübliche Belastungen zuziehen könne; dazu wurden biomechanische Schwellenwerte definiert, als Voraussetzung einer Bandscheibendegeneration, die im Anerkennungsfalle auch zu entschädigen ist. Untersuchungen an hochbetagten Männern über 90 Jahre in den Niederlanden lassen eine gegenteilige Interpretation zu: schwere Arbeit im Beruf war ein unverkennbarer Schutzfaktor für gesunde Gelenke, d.h. gegen Arthrosen im Alter allgemein und für gesunde Handgelenke im Besonderen (Goekoop et al. 2010). Eine wissenschaftlich seriöse Theorie zur Entstehung degenerativer Arthrosen wird daher auf Stammtischweisheiten wie „Gelenke kaputt geschafft" verzichten müssen.

Degenerative Organveränderungen münden in Reparaturversuchen des Bindegewebes mit Narben und Funktionsverlust, die ursprüngliche Zell- und Gewebedifferenzierung geht verloren. Die Organreparatur erfolgt durch Bindegewebszellen, welche die ursprüngliche Funktion nicht ersetzen können. Sie dienen dazu wenigstens die Organform mehr oder weniger zu erhalten. Beispiele finden sich an allen Organen, praktisch immer liegt eine Kapillardegeneration als Primärschaden zugrunde.

Hier ist der Begriff der Polyarthrose nützlich, der anders als im englischen Schrifttum, hier nicht auf die Finger begrenzt wird, sondern eine Systemdegeneration am Bewegungsapparat bezeichnen soll. Gerade solche Polyarthrosen haben sich in den vergangenen Jahrzehnten massenhaft unter dem Bild von Volkskrankheiten ausgebreitet, welche zunehmend auch in die jüngeren Bevölkerungsgruppen infiltrieren. Diese mit dem Begriff des Metabolischen Syndroms vergesellschafteten Erkrankungen haben unser Verständnis des allgemeinen Arthroseprozesses bedeutsam erweitert und klar aufgezeigt, dass Gelenksdegeneration kein unausweichliches und genetisch vorgegebenes Schicksal ist, sondern unserem Lebensstil mit erworbenen Gefäßschäden folgt.

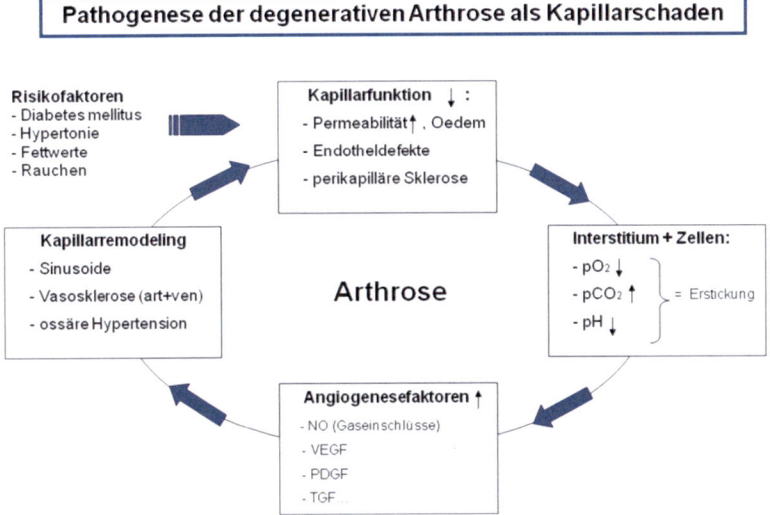

Abbildung 2: Schema zur Pathogenese der degenerativen Arthrose.
Der Prozess wird befeuert von den Risikofaktoren der Gefäßdegeneration
mit einer pathologischen Filtration. Das Zwischengewebe wird geschädigt
(verschlackt), die Zielzellen (Knorpel) drohen zu ersticken. Diese setzen
eine Vielzahl von Gewebsfaktoren frei, welche das Kapillarwachstum
anregen. Die Faktoren wirken am venösen Kapillarbett, das unumkehrbar
geschädigt wird. Es handelt sich um die Chronisch Venöse Insuffizienz
(CVI) im Knochen, welche für die Arthrose typisch ist.

Konstantes Merkmal arthrotisch veränderter Gelenke ist stets die schwergradige Einschränkung des Blutflusses im Knochen. Gefäßdarstellungen an Arthrosegelenken belegen, dass sich die besonders schwergradigen Veränderungen am venösen Gefäßbaum finden. Die Arthrose ist gekennzeichnet durch eine erhebliche Blutfülle im Knochen, welche nicht durch verstärkten arteriellen

Bluteinstrom entsteht, sondern durch die chronische Abflussstauung im venösen System. „Im Knochen lassen sich intraossäre Lipidablagerungen und Thromben im arteriellen und venösen Kapillarbett – hauptsächlich aber auf der venösen Seite – nachweisen ....Der thrombotische Verschluss der Mikrovaskulatur der Gelenke besonders auf der venösen Seite, verursacht wahrscheinlich den Hauptteil der Gelenkshypertension" (Ghosh, Cheras 2001). Moderne Funktionsuntersuchungen der Durchblutung des Knochens mit DCE-MRT (Dynamic Contrast Enhanced MRT) bieten schlüssige Ergebnisse: Arthrosen zeigen früh einen Gefäßumbau der Venen, welcher dem klinischen Bild der Arthrose mit Knorpelschaden vorausgeht. Dies lässt sich an Tieren und Menschen gleichermaßen demonstrieren mit einer frühen Hypertonie im Gefäßbett der Venen bei lokaler Abflussbehinderung. Erst sekundär vermindert sich der arterielle Blutfluss im Knochen, durch den Milieuschaden werden die Knochenzellen dauerhaft geschädigt (Aaron et al. 2018). Funktionell entsteht ein „venous outlet syndrome" (gestörter venöser Ausfluss) im Knochen mit lokaler Hypertonie, Hypoxie (O_2-Mangel), Hyperkapnie (CO_2-Überschuss) und Azidose (Übersäuerung).

Charakteristisch für die degenerative Arthrose ist neben den Gefäßveränderungen der Nachweis von Thrombosen und Thrombolysen (Blutgerinnsel und deren Auflösung) der Venenseite. Das Blut stockt in den krankhaften Venensäcken (Sinusoiden), der Plasmaverlust führt zu lokalen Ödemen und aktiviert die Blutgerinnung, welche die pathologische Durchlässigkeit der Kapillaren reparieren soll. Es entwickelt sich eine chronische Entzündung im Zwischengewebe mit Aktivierung des Gerinnungssystems, die sich vergleichbar auch bei der Skoliose in der Aktivphase wiederfindet.

Die Eigenart des Arthroseschmerzes leitet sich unmittelbar von der venösen Hypertonie im Knochenbett ab. Es ist daher berechtigt Arthrosen als Folge der Chronisch Venösen Insuffizienz (CVI) im

Knochen zu bezeichnen. Kurz: die venöse Gefäßdegeneration im Knochen ist viel eindrucksvoller und bedeutender als die arterielle.

An allen Organen ist die regelrechte Durchblutung für eine normale Funktion unverzichtbar, dafür wurde das Konzept der Risikofaktoren entwickelt, welches die schädliche Wirkung auf das Kapillarsystem beschreibt. Der Begriff des Metabolischen Syndroms vereint die Risikofaktoren der modernen Zivilisationserkrankungen wie Diabetes, Fettstoffwechselstörungen und Hypertonie mit Auswirkungen auf das Kapillarsystem. Diese sind Fettablagerungen in den kleinen und großen Arterien, krankhafte Versteifungen der Gefäßwände durch Narbengewebe oder pathologische Durchlässigkeit der Kapillaren für Stoffe und Produkte im Blut, die unbemerkt zu Veränderungen im Zwischengewebe führen. Es handelt sich dabei hauptsächlich um Eiweißmoleküle, die bei pathologischer Kapillarfunktion in das Zwischengewebe gelangen und im sauren Milieu spontan und unumkehrbar miteinander vernetzen zu AGEs (Advanced Glycation Endproducts) oder Amyloid. Das Zwischengewebe wirkt wie ein vollgesogener Schwamm, der nichts mehr durchlässt (Frank 2003). Zahlreiche epidemiologische Untersuchungen der vergangenen Jahre haben aufgezeigt, dass die Gefäßveränderungen sich an allen Organen auswirken und dabei die Gelenke nicht ausnehmen. Da gleichermaßen große und kleine, mechanisch belastete und unbelastete Gelenke betroffen sind, vielfach unter dem Bild eines progredienten Systemschadens, wurde die Forderung erhoben den Volkskrankheiten des Metabolischen Syndroms die Polyarthrose hinzuzufügen.

FAZIT

Die biologischen Mechanismen der degenerativen Arthrose sind der Einstieg zum Verständnis des Skolioseproblems. Hauptakteure in dem pathologischen Prozess sind die Kapillaren, das Zwischengewebe und die Knorpelzellen der Gelenke. Grundlage ist die Durchlässigkeit der Kapillaren für Eiweißstoffe, die im Zwischengewebe verklumpen, mit der Folge, dass es seiner Aufgabe als Transportstrecke für Nährstoffe und Gase (O_2, CO_2) nicht mehr regelrecht nachkommen kann. Diese fehlen den Knorpelzellen, sie drohen zu ersticken. Als Reaktion werden Substanzen ausgeworfen, welche die Kapillarneubildung anregen; sie landen aber im Venensystem und verändern es durch die stetige „Kapillarpeitsche" (Kapillarneubildung) schwergradig, so dass am Ende eine völlige Verwüstung der venösen Ausflussbahn resultiert (Chronisch Venöse Insuffizienz im Knochen). Dies besiegelt das Schicksal des Gelenks, die Arthrose entsteht.

Auslöser der krankhaften Entwicklung sind die Risikofaktoren der Gefäßdegeneration (Arteriosklerose), die zunächst die arteriellen Kapillaren schädigen. Die Folgen der Entwicklung werden aber am Venensystem im Knochen offenbar. Die Risikofaktoren der Arteriosklerose schädigen die Kapillarfunktion in allen Organen, daher geht auch das Metabolische Syndrom mit einer Vielzahl degenerativer Arthrosen einher. Durch die besonderen Binnenverhältnisse im Knochen (venöse Hypertonie, fehlende Lymphbahnen) entstehen degenerative Arthrosen früh und an einer Vielzahl von Gelenken.

Auch bei der idiopathischen Skoliose handelt es sich um eine schwergradige Veränderung der Venen im Knochen; die Folge ist die Degeneration der Wirbelkörper und der Wirbelgelenke.

3. GEMEINSAMKEITEN VON IDIOPATHISCHER SKOLIOSE UND DEGENERATIVER ARTHROSE

Was haben Arthrose und Skoliose gemeinsam, was unterscheidet sie? Welche Bedeutung haben die Gefäße?

Skoliotische Wirbelkörper sind asymmetrisch in der Transversalebene (Körperquerachse), dies ist die strukturelle Voraussetzung der Wirbelsäulenverbiegung. Auch hinsichtlich der Ernährungsgefäße und der Wachstumsfugen bestehen Veränderungen, welche dem Bild der Arthrose entsprechen. Die Venen der Konkavseite (Skolioseinnenseite) sind fuchsbauartig unterwandert und strotzend mit Venenblut gefüllt aber ohne regelrechten Blutfluss. Die Gefäße der Konvexseite (Skolioseaußenseite) sind dagegen völlig unauffällig - die Veränderungen ähneln auffallend den Venensäcken bei peripheren Krampfadern.

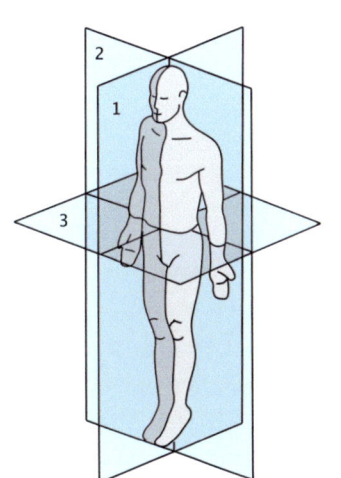

Abbildung 3: Schnittebenen, Wirbelsäulenabschitte und Richtungsangaben zur Beschreibung.
1 Sagittalebene (sagitta (lat.): Pfeil)
2 Frontal- oder Coronalebene
3 Axial- oder Horizontalebene.

HWS: Halswirbelsäule
BWS: Brustwirbelsäule
LWS: Lendenwirbelsäule

Ventral, anterior: vorne
Dorsal, posterior: hinten

Lateral: seitlich
Konvex: nach außen
Konkav: nach innen

Die Aorta folgt stets der Skoliose, da sie über die Segmentarterien untrennbar mit der Wirbelsäule verkettet ist und in schweren Fällen mit einer Knickbildung imponiert (Kinking der Aorta). Im Bereich der mittleren Brustwirbelsäule führt die pulsierende Aorta zu einer Verformung über mehrere Wirbelsegmente hinweg - an keiner anderen Stelle des Körpers finden sich vergleichbar langstreckige Veränderungen durch Pulsationen eines Gefäßes.

Gefäßdarstellungen der Wirbelkörpervenen bilden Gefäßschäden ab, lange bevor sich Bandscheibenschäden einstellen. Die Degeneration der Venen im Knochen geht der bekannteren Degeneration der Arterien voran. Es finden sich ausgeprägte cotton-wool-Exsudate (wolkige Ödeme) im Zwischengewebe neben einem ausgeprägten Kapillarvenenverlust, welcher die Ernährung der Knorpelzellen kritisch vermindert. Venöse Sammelvenen weisen eindrucksvolle Verkalkungen auf, die solche der Arterienseite deutlich übertreffen. Die funktionelle Folge ist ein Hochdruck im Venensystem mit Angleichung der arterio-venösen Druckdifferenz, die der Motor der lebenserhaltenden Diffusion ist. Der Verlust der Diffusion ist daher das Todesurteil für jedes Organ. Chronische Ödeme im Zwischengewebe lassen sich im MRT (Magnetresonanztomogramm) eindrucksvoll demonstrieren, sie signalisieren früh das Diffusionsversagen, das der Arthrose mit Erstickung der Knorpelzellen vorangeht. Neuere Funktionsuntersuchungen der Knochengefäße mit DCE-MRT belegen den eindrucksvollen Schaden des venösen Gefäßbaumes im Knochen, die arteriellen Kapillaren sind deutlich geringer betroffen (Aaron et al. 2018).

Die Venen der knöchernen Ausflussbahn münden in die angrenzende Muskulatur, deren Bewegung als sog. Muskelpumpe mit Sogwirkung funktioniert. Bewegung fördert daher die Diffusion, die ohne Ausnahme durch das Zwischengewebe zu den Zielzellen erfolgt. Substratmangel in den Knorpelzellen führt zu einer nachhaltigen Ausschüttung von Faktoren zur Kapillarneubildung. Diese kapillaraktiven Faktoren gelangen in das venöse Kapillarbett und verwüsten dort unter dem Bild einer hochaktiven, entzündlichen Kapillarneubildung („Kapillarpeitsche") schließlich den venösen Gefäßbaum, die Ausflussbahn des Knochens. Dies ist der Grund, warum die Gefäßdegeneration auf der Venenseite eindrucksvoller ist als auf der arteriellen (Crock, Yoshizawa 1977). Kapillarneubildungen beispielsweise nach Verletzungen finden dagegen nach Wundheilung und Reparatur ein natürliches Ende. Vergleichbar zur degenerativen Arthrose besteht in den Skoliosesegmenten eine entzündliche Aktivierung des Zwischengewebes und der Gerinnung.

Im Knochen findet sich als Folge der fortgesetzten Angiogenese ein eigentümliches Nebeneinander von Kapillarverödung und unreifen Neukapillaren neben strotzend gefüllten Gefäßseen (Sinusoide) als Endstadium der Gefäßzerstörung. Die chronische Stagnation des Venenblutes ist MRT-radiologisch als Dichteunterschied in Skoliosesegmenten zu erkennen. Selbst an offensichtlich normalen Wirbelkörpern finden sich Veränderungen der venösen Ausflussbahn auf der linken Seite verstärkt (Rajasekaran et al. 2004). An der Rückenmuskulatur finden sich im MRT Signale der fettigen Degeneration an der Ausflussbahn der Wirbelbögen auf der Konkavseite. Die Veränderungen sind umso eindrücklicher, je früher und ausgeprägter die skoliotische Verbiegung entsteht (Hang et al. 2018). Vergleichbare Veränderungen finden sich auch an Arthrosesegmenten mit Bandscheibendegeneration im Erwachsenenalter. Grundlage der Muskelverfettung ist der entzündliche Kapillarverlust in der Ausflussbahn der Rückenmuskulatur. Die verbleibenden Kapillaren führen zur Degeneration auch der Muskulatur mit Narben aus Binde- und Fettgewebe. Muskulatur und Fettgewebe unterscheiden sich etwa um den Faktor 500 hinsichtlich der Kapillardichte!

FAZIT

Degenerative Arthrose und idiopathische Skoliose gehen mit einer Behinderung des Blutflusses der Venen aus dem Knochen einher. Durch die krankhaften Veränderungen der Venen wird der regelrechte Blutfluss behindert, der Druck in den Venengefäßen steigt stetig an; dies ist die Chronisch Venöse Hypertonie (CVI) im Knochen. Die funktionelle Folge ist die Angleichung des Druckunterschiedes von arteriellen und venösen Kapillaren, dies ist die treibende Kraft der lebenserhaltenden Diffusion zur Ernährung der Zellen. Diese Grundprozesse sind bei degenerativer Arthrose und Skoliose gleich.

Im Arthroseknochen finden sich chronische Ödeme, weil die Venen ihrer Funktion zur Klärung des Zwischengewebes nicht mehr regelrecht nachkommen können, es kann nicht mehr ausreichend gereinigt werden. Erschwerend kommt hinzu, dass im Knochen kein Lymphsystem angelegt ist, dieses ist in anderen Organen der zusätzliche Weg zur wirksamen Reinigung des Zwischengewebes. Der Knochen ist daher lebenslang auf ein gut funktionierendes Venensystem angewiesen.

4. EPIDEMIOLOGIE DER ADOLESZENTEN IDIOPATHISCHEN SKOLIOSE

Wie häufig ist die Skoliose, warum sind die Angaben dazu so unterschiedlich und warum sind die Symptome so monoton?

„Normale" Kinder haben weder gerade noch symmetrische Wirbelsäulen. Fünfzehn Prozent der Kinder zeigen bei oberflächlicher Betrachtung eine Seitverbiegung der Wirbelsäule, und bis zu dreißig Prozent bei genaueren Screening Methoden. In der Tat haben Anatomen vor zweihundert Jahren klar demonstriert, dass jedermann eine Skoliose aufweist, wenngleich von geringer Ausprägung". „Eine Kyphoskoliose existiert nicht, nicht einmal bei den schwersten Fällen", dagegen „findet sich immer eine Lordose oder eine Lordosetendenz, von den geringsten bis zu den schwersten Fällen im pathologischen Museum" (alle Zitate nach Dickson et al. 1984).

„Die vier häufigsten Kurvenmuster sind bemerkenswert konsistent: mehr als 90% solitärer thorakaler Kurven weisen nach rechts, 80% thorakolumbaler Kurven weisen nach rechts, mehr als 70% solitärer lumbaler Kurven weisen nach links und 90% der Zweifachkurven weisen nach rechts thorakal und links lumbal" (Rinski, Gamble 1988). Die Autoren führen aus dass 4 - 13,6 % der Kinder Seitabweichungen der Wirbelsäule aufweisen von 5 bis 10 Winkelgraden. „Es wäre aber übereifrig die große Zahl von Kindern mit Kurven zwischen 5 und 10 Graden als „abnormal" zu bezeichnen. Von den Kurven unter 10 Winkelgraden werden 90% niemals fortschreiten, sondern eher rückläufig sein, und sie haben keinerlei kosmetische oder physiologische Bedeutung; es scheint das beste zu sein solche geringeren Kurven einfach als normale Varianten zu betrachten."

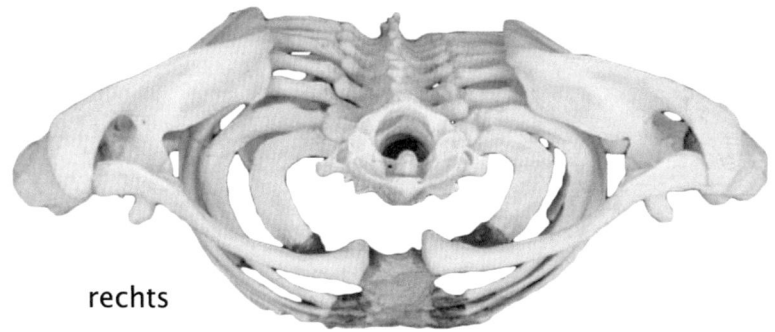

rechts

Abbildung 4: Wirbelsäule von oben, die Wirbelkörper und die Reihe der Dornfortsätze erscheinen gerade, es zeigt sich eine diskrete Buckelbildung der Rippen auf der rechten Seite. Solche geringen Veränderungen sind typisch für die Skolioseanlage, die in uns allen steckt.

Diese Ausführungen von Rinski und Gamble zeigen beispielhaft, dass in der Orthopädie nicht klar unterschieden wird zwischen klinischer Bedeutung geringfügiger Skoliosekurven, Behandlungsbedürftigkeit und präziser Begriffsbildung. Die Autoren bestätigen das häufige und monotone Muster skoliotischer Verformungen der Wirbelsäule, beschränken ihre Betrachtungen aber auf Kontrolle und Behandlung höhergradiger Verformungen und verlieren damit den Blick für die absolute Häufigkeit und – was viel bedeutender ist - den **monotonen Systemcharakter der Veränderungen**. Bedenkenswert sind ihre kritischen Ausführungen zur Behandlung der Skoliose: „Auch wenn es einem natürlichen Wunsch entspricht „etwas zu tun", gibt es doch keine Beweise, dass die verordneten Übungen helfen, auch wenn sie regelmäßig und kontrolliert erfolgen" –vergleichbar pessimistische Einschätzungen finden sich auch in der neueren Literatur zur konservativen Behandlung der Skoliose (Rinski, Gamble 1988, Miyanji 2014, Negrini et al. 2018); siehe auch Kapitel 12 und 18.

Die genannten Prävalenzen (Vorkommenshäufigkeiten) stehen im Gegensatz zu den Zahlen skoliotischer Verbiegungen von 1–3 % in der Normalbevölkerung, wenn man die heute allgemein akzeptierte Definition der Skoliose verwendet, welche eine Seitabweichung von 10 Winkelgraden nach COBB oder mehr fordert. Geringere Verformungen werden als Verbiegungen der Wirbelsäule betrachtet und nicht der idiopathischen Skoliose zugerechnet, da sie weder kontroll- noch behandlungsbedürftig sind. Diese eher intuitive als wissenschaftlich begründete Definition hat in der Orthopädie viel Verwirrung gestiftet, versperrt sie doch den Blick auf das Wesentliche: die idiopathische Skoliose ist dem Menschen eigentümlich und findet sich in bemerkenswert hoher Konstanz und praktisch unverändert in allen Gesellschaften und zu allen Zeiten. Beschreibungen skoliotischer Fehlformen der Wirbelsäule finden sich im antiken Griechenland, in Ägypten und in uralten Sanskrittexten. Die Skoliose ist also nicht das Produkt der modernen Zivilisation oder eigentümlicher, nur lokal einwirkender Faktoren. Auch scheinen sich die wesentlichen Merkmale der Skoliose mit Rechtskonvexität der BWS und erstmaligem Auftreten in der Pubertät nicht verändert zu haben.

Die aktuell lebhafte Diskussion um genetische Ursachen der Skoliose findet in der irreführenden Definition ihren Ursprung. Bei der Häufigkeit eines Merkmals von 1-3 % in der Bevölkerung mag eine genetische Ursache nicht gänzlich auszuschließen sein, wenngleich sie mindestens um eine bis zwei Zehnerpotenzen im Vergleich zu gesicherten genetischen Leiden zu hoch ist. Bei einer winkelbereinigten Definition der Skoliosen mit einer Häufigkeit von ca. 50 % in der Bevölkerung kommt eine genetische Genese aber nicht mehr in Betracht. Für die Ausrichtung einer wissenschaftlichen Fragestellung ist also eine genaue Beobachtung und Begriffsdefinition von entscheidender Bedeutung.

FAZIT

Die in der wissenschaftlichen Literatur allgemein akzeptierten Daten zur Prävalenz (Vorkommenshäufigkeit) der AIS vermitteln ein falsches Bild, da sie nur Verbiegungen als Skoliosen bezeichnen die 10 Winkelgrade überschreiten. Tatsächlich ist die Häufigkeit aber wesentlich höher, da man geringere Winkelgrade und skoliosetypische Veränderungen der Brustwirbelsäule bei einem Großteil der Bevölkerung finden kann. Die Veränderungen sind aber bemerkenswert monoton und legen ein anatomisch-konstruktives Problem nahe. Die fehlerhafte Definition in der Orthopädie verstellt den Blick für das Wesentliche: es handelt sich um ein Problem, das in uns allen steckt.

5. MERKMALE DER ADOLESZENTEN IDIOPATHISCHEN SKOLIOSE

Was ist typisch für die AIS? Wie wird Skoliose vermessen?
Welche Rolle spielt der Flachrücken bei der Skolioseentstehung?

Die Adoleszente Idiopathische Skoliose ist eine Wirbelsäulen-krümmung, die sich als Anlage offenbar bei jedem Menschen findet. Bei unbefangener Betrachtung von Röntgenfilmen der Brustorgane finden sich skoliotische Verbiegungen der mittleren Brustwirbelsäule bei etwa der Hälfte der Personen. Dabei entsteht vielfach der Eindruck, dass sich die Wirbelsäule um die Aorta im absteigenden Abschnitt windet. Bei Rekruten wurden anlässlich wehrmedizinischer Untersuchungen skoliotische Verformungen der Wirbelsäule in einem hohen Prozentsatz gefunden – zu mehr als 90%! Manche Anatomen bekennen, dass sie nie eine menschliche Wirbelsäule völlig frei von Skoliose gesehen hätten (Reinhardt 1976).

Für die Feststellung einer Skoliose wird in der Orthopädie nach allgemeiner Definition eine seitliche Krümmung von mindestens 10 Winkelgraden nach COBB gefordert. Zu geringeren Verformungen der Wirbelsäule finden sich höhere Häufigkeitsangaben. Minderformen der idiopathischen Skoliose werden bei genauer Inspektion selten vermisst und gehen praktisch immer mit einem Flachrücken oder einer Lordose der Brustwirbelsäule einher. Ganz überwiegend – zu ca. 90% - finden sich an der mittleren Brustwirbelsäule Verbiegungen zur rechten Seite (Rechtskonvexität). Geringe lumbale Gegenschwingungen sind nicht selten, werden aber als Sekundärveränderungen gedeutet. Es besteht kein Zusammenhang von Verformungsmuster und Schwere der Veränderungen. Skoliosen der Halswirbelsäule gehören nicht zum Formenkreis der idiopathischen Skoliose; sie müssen in allen Fällen einer sorgfältigen Ursachensuche unterzogen werden.

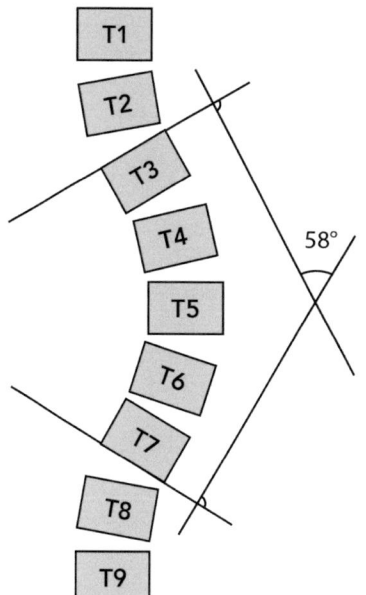

Abbildung 5.1: Bestimmung des Skoliosewinkels nach COBB. Der obere und der untere Neutralwirbel werden verlängert und der Winkel bestimmt – im Beispiel 58°. Die Vermessung erfolgt anhand von Röntgenfilmen der Brustwirbelsäule. Der Scheitelwirbel ist im Beispiel bei T5, d.h. der fünfte Brustwirbelkörper. Der Skoliosebogen bewegt sich zwischen T3 und T7. Bei Blick von hinten weist die Biegung zur rechten Seite (rechtskonvex).

Ein wichtiges Merkmal idiopathischer Skoliosen ist das „harmonische" Erscheinungsbild mit einem großen Radius der Wirbelsäulenverkrümmung an der Brust- oder an der Lendenwirbelsäule in C- oder in S-Form. Dies ist eine wichtige Unterscheidung zu erblichen Wirbelsäulenverformungen, die kleinbogig und mit Knickbildung einhergehen, bei Halbwirbeln mit Segmentverschiebung finden sich auch zickzackartige Knickbildungen in verschiedene Richtungen. Bei Skoliosen an degenerativ veränderten Wirbelsäulen im Alter zeigen sich dagegen überwiegend an der Lendenwirbelsäule Kipp- und Drehverformungen, die als Drehgleiten bezeichnet werden. In allen Fällen unterscheiden sich diese vom idiopathischen Typus der Skoliose erheblich.

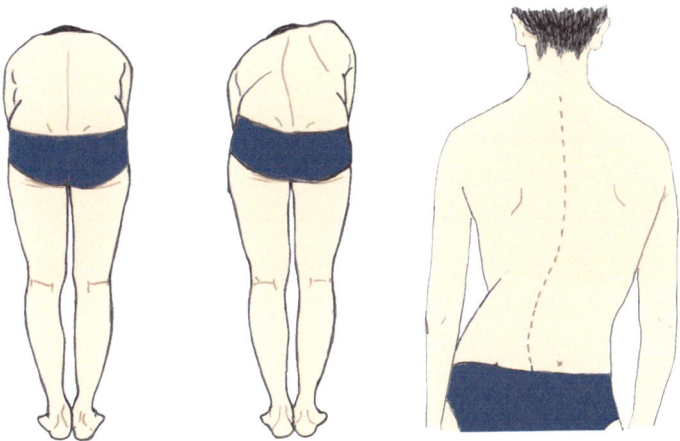

Abbildung 5.2: Vorbeugetest nach ADAMS. Durch die Vorbeuge wird der Rippenbuckel der rechten Seite betont. Im Beispiel erscheint die Wirbelsäule gering nach rechts verschoben bei Beckengeradstand.

Immer wieder wird diskutiert, dass die AIS eine biomechanische Anlage aufweise, beispielsweise eine verborgene rotatorische Fehleinstellung die in den Wirbelkörpern oder Wirbelbögen stecken soll, oder eine Fehlanlage des Beckens. Trotz intensiver Suche lassen sich bis heute keine überzeugenden biomechanischen Argumente für die Entstehung der Skoliose finden – die Verbiegung ist streng auf die Wirbelsäule und auf die Wachstumsphase in der Adoleszenz begrenzt. Es besteht keine Beziehung zur Händigkeit oder irgendwelchen verborgenen neurologischen oder muskulären Fehlentwicklungen. Ferner fehlen Beziehungen zu weiteren orthopädischen Schadensmustern, ein Skoliose-Syndrom existiert ebenso wenig wie eine idiopathische Skoliose der Halswirbelsäule.

Die Kernfrage ist, welche anatomisch-konstruktive Ursache der Asymmetrie des Wirbelsäulenwachstums zugrunde liegt. Die Ausführungen beruhen auf einer angiologischen (gefäßorientierten) Interpretation des Skolioseprozesses. Ausgangspunkt der

Betrachtung ist der Scheitelpunkt der meisten Skoliosen an der Brustwirbelsäule (BWS): der achte Brustwirbelkörper. Welche anatomischen Auffälligkeiten finden sich gerade an dieser Stelle? - siehe Kapitel 7.

Pathophysiologisch wegweisend ist die unter dem Kapitel Arthrose ausgeführte Bedeutung des Venensystems für die Organdegeneration im Knochen, die als Chronisch Venöse Insuffizienz (CVI) anzusprechen ist. Der krankhafte Prozess der Arthroseentstehung findet sich auch bei der Skoliose. Die anlagebedingten Gefäßkreuzung des Arterien- und des Venensystems vor der Wirbelsäule wird mit seinen krankhaften Folgen Schritt für Schritt entwickelt. Dies wird hier als die **Angiologische Theorie der Adoleszenten Idiopathischen Skoliose** bezeichnet. Eine besondere Herausforderung bestand darin, das eigentümliche Zeitfenster der Wachstumsdynamik der Skoliose, das ausschließlich in der frühen Pubertät beginnt, schlüssig zu erklären.

Unverzichtbare Voraussetzung der idiopathischen Skoliose ist die Aufrichtung des Menschen, die sich im Tierreich in vergleichbarer Weise nicht findet. Daher manifestiert sich die Skoliose ausschließlich und „natürlich" nur beim Menschen. Das Fehlen eines Tiermodells erschwert allgemein die Grundlagenforschung beträchtlich, da experimentelle Untersuchungen nur sehr eingeschränkt möglich sind. Siehe Kapitel 6.

Es muss daher erklärt werden welche Veränderung die Rumpfaufrichtung beim Menschen bewirkt, dabei darf man sich nicht auf die Auswirkungen nur am Skelett begrenzen. Es muss vielmehr dargelegt werden, welche Mechanismen den Verformungsprozess einleiten, der schließlich die Wirbelsäule scheinbar unaufhaltsam erfasst.

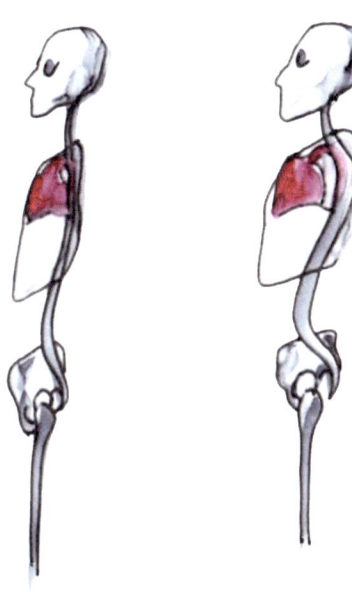

Abbildung 5.3: Flachrücken und Normalkrümmung von Brust- und Lendenwirbelsäule.
Bei Flachrücken zeigt sich eine Streckung der gesamten Wirbelsäule, die Rippen sind weiter nach unten gerichtet. Herz und Aorta wandern nach hinten. Der Längsdurchmesser des Brustkorbs ist verkürzt, der Querdurchmesser aber normal.
Normalform des Brustkorbes (rechts), Längs- und Querdurchmesser sind annähernd gleich. Die Rippen stehen aufrechter und bieten Herz und Aorta in Höhe der BWS ausreichend Platz vor der Wirbelsäule.

Bekannte und auch weniger bekannte Merkmale der Adoleszenten Idiopathischen Skoliose werden aufgelistet und als „Gegenprobe" im Lichte der Angiologischen Theorie fortlaufend diskutiert (Kapitel 15). Der Wert einer Theorie bestimmt sich allgemein aus der Vollständigkeit und der Erklärkraft der Prozesse ohne Rückgriff auf immer neue Hypothesen oder Konstrukte. Die für die Skolioseentstehung verantwortlichen Prozesse müssen bekannten biologischen Gesetzmäßigkeiten entsprechen.

Biomechanik spielt nur insoweit eine Rolle, als die Auswirkung der Schwerkraft auf die Lage der Organe bei Rumpfaufrichtung geklärt werden muss und auch die Bedeutung der Schlafposition in der Nacht; siehe Kapitel 12 und FAQs.

Biomechanische Erwägungen werden in der Orthopädie traditionell auf das Skelett begrenzt, die Betrachtung der inneren Organe wird professionell skotomisiert (Skotom: blinder Fleck). Aus gegebenem Anlass wird die Frage nach genetischen Ursachen der idiopathischen Skoliose sehr eingehend und systematisch behandelt, da sie die aktuelle Diskussion und die Hoffnung der Orthopädie auf einen substanziellen Fortschritt in der Skolioseforschung dominieren. Dabei sind die Ergebnisse und Schlussfolgerungen in der Literatur auf breiter Linie bis in die jüngste Zeit enttäuschend und ohne erkennbaren Nutzen. Folgerichtig hat die Substanzlosigkeit genetischer Forschung zur AIS bislang auch keinen Eingang in genetische Beratungen gefunden; siehe Kapitel 13, 14 und FAQs.

Aus der Fülle der wissenschaftlichen Literatur werden die für das fundamentale biologische Verständnis bedeutsamen Veröffentlichungen zitiert. Die Adoleszente Idiopathische Skoliose weist Eigenheiten auf, die sie von Skolioseformen der Säuglinge, Kleinkinder und Kindern vor der Pubertät unterscheidet (Heisel 2003, Frank 2019). Eine methodisch klare Vorgehensweise muss daher zunächst Sorge tragen, die idiopathischen Skoliosen der verschiedenen Entwicklungsstufen – die infantilen, juvenilen und adoleszenten Formen - erst einmal nicht zu vermengen; das Gemeinsame und das Trennende wird dann im Anschluss diskutiert und schließlich auf ein einheitliches Skolioseprinzip zurück geführt; siehe Kapitel 18.

Definitorische Merkmale der Adoleszenten Idiopathischen Skoliose (AIS)

1. Beginnt frühpubertär (7.-8. Lebensjahr) und endet mit der Fusion der Wirbelkörperwachstumsfugen.

2. Mädchen sind häufiger betroffen mit schweren und prognostisch ungünstigen Verläufen.

3. Skoliosefördernd ist ein Flachrücken der Brustwirbelsäule (BWS).

4. Die AIS ist überwiegend rechtskonvex (ca. 90 % der Fälle) an der mittleren Brustwirbelsäule.

5. Geringe Verformungen sind häufig und folgen dem monotonen Muster der AIS (ca. 50 %).

6. Es gibt kein „Skoliose-Syndrom", die AIS ist streng auf die Wirbelsäule begrenzt.

7. Findet sich weltweit und zu allen Zeiten, vergleichbar nach Form und Häufigkeit.

8. Raumfordernde Erkrankungen im Brustraum können mit Skoliosen einhergehen.

9. Personen mit Situs inversus (Spiegelung der Organe) zeigen gespiegelte Skoliosen.

10. Es gibt kein Tiermodell.

11. Es gibt keinen Erbmodus.

12. Keine Wirbelkörperfehlbildungen, Die Verbiegung ist C- oder S-förmig und „harmonisch".

FAZIT

Geringe Fehlformen der Wirbelsäule sind in der Bevölkerung weit verbreitet und bieten im Falle der AIS das monotone Bild einer Skoliose mit Rechtsverbiegung der mittleren Brustwirbelsäule, die erst in der Frühpubertät und an zuvor gänzlich unauffälligen Wirbelsäulen der Kinder entsteht. Die idiopathische Skoliose tritt isoliert auf, ohne Beziehung zu weiteren Erkrankungen (also kein „Skoliose-Syndrom"). Da ein Tiermodell spontaner Skoliosen fehlt, bestand immer schon der Verdacht, dass eine Beziehung zum aufrechten Gang des Menschen vorliegt. Die Betrachtungen dazu in der Orthopädie zielen aber immer nur auf eine fehlerhafte Statik der Knochen und lassen die inneren Organe im Brust- und Bauchraum völlig außer Betracht. Daher ist das auslösende Prinzip des Skoliosefehlwachstums bis heute in der Orthopädie nicht verstanden worden.

Die Merkmale der idiopathischen Skoliose sind Ausgangspunkt der nachfolgenden Betrachtungen und werden Schritt für Schritt in den folgenden Kapiteln erklärt.

6. SKOLIOSE BEI TIEREN

Warum finden sich bei Tieren keine Skoliosen? Welche Bedeutung hat der aufrechte Gang?

„Skoliosen sind bei einer ganzen Anzahl von Tieren beschrieben worden, nicht nur bei Fischen ... sondern auch bei Enten, Hühnern, Schweinen, Hirschen und Pferden" (Mau 1982). Die Wirbelsäulenveränderungen bei Tieren sind überwiegend mono- oder oligosegmentale (oligo: wenig) Knickskoliosen bei kongenitalen (angeborenen) Wirbelkörperfehlbildungen (Halb- oder Schmetterlingswirbel) - sie entsprechen nicht dem Bild idiopathischer Skoliosen beim Menschen. Operativ lassen sich Skoliosen bei Tieren erzeugen z.B. durch die Entfernung der Wachstumsfugen der Rippen und der Querfortsätze (Kostotransversektomie), es fehlt dagegen ein spontanes Tiermodell, das der idiopathischen Skoliose beim Menschen vergleichbar ist.

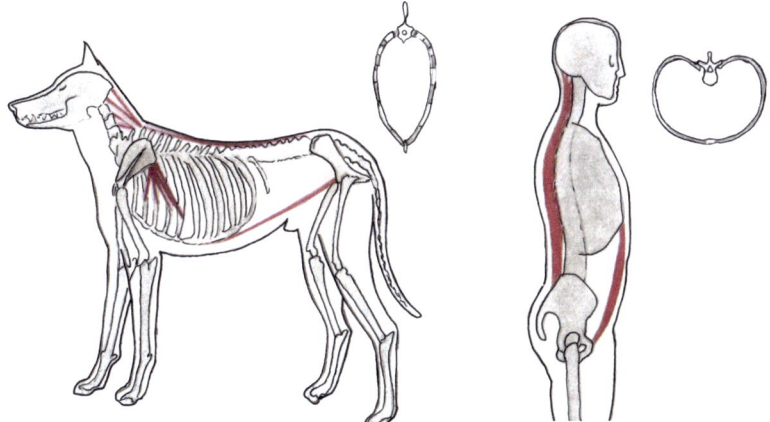

Abbildung 6: Der Brustkorb von Vierfüßern ist tropfenförmig, Herz und Aorta bewegen sich nach ventral (bauchwärts). Durch die Aufrichtung verändert sich auch die Form des Brustkastens - sie wird breiter, das Schwerelot der Wirbelsäule befindet sich über dem Kreuzbein.

Lange schon wurde vermutet, dass die Skoliose durch die Aufrichtung des Menschen entsteht. Das erste experimentelle Tiermodell zur Skoliose ohne Manipulation an der Wirbelsäule selbst stammt von Hühnern, denen die Zirbeldrüse entfernt wurde mit skolioseähnlichen Verformungen (Thillard 1959). Machida konnte an Ratten, denen neben der Zirbeldrüse, welche das Wachstumshormon Melatonin freisetzt, auch die Vorderläufe entfernt wurden, Verformungen der Wirbelsäule erzeugen nach dem Muster der idiopathischen Skoliose. Die zum aufrechten Gang gezwungenen Tiere entwickelten höhergradige Skoliosen besonders dann, wenn eine vollständige Rumpfaufrichtung erzielt wurde durch die Entfernung der Schwänze (Machida et al. 2005). Skoliosen entwickelten sich aber auch dann, wenn die Zirbeldrüse verblieb. Das skolioseerzeugende Prinzip ist also nicht an das Wachstumshormon gebunden, sondern alleine in der Rumpfaufrichtung zu suchen. Sämtliche weiteren Untersuchungen zu Wirkweise und Hormonersatz des Melatonin blieben völlig erfolglos. Substanzielle Untersuchungen zur Biomechanik des aufrechten Ganges als Voraussetzung zur Skolioseentwicklung auch beim Tier fehlen in den Publikationen der Arbeitsgruppe.

Skoliosen finden sich auch nicht bei Kindern, denen bei Hirntumoren die Zirbeldrüse entfernt wurde: keines entwickelte eine idiopathische Skoliose im Anschluss an die Operation. „Die Zirbeldrüsenentfernung hat keine Beziehung zur Entwicklung einer idiopathischen Skoliose beim Menschen" (Day et al. 2007). „Das Fehlen spontaner Skoliosen in der Natur und die Tatsache, dass bipedale (zweibeinige) Ratten und Mäuse konsistent höhere Inzidenzen für Skoliosen aufweisen ... zeigten, dass die aufrechte Position eine Rolle spielt in der Entwicklung von Skoliosen" (Ouellet, Odent 2013). Die Autoren sehen eine mögliche Ursache in dem veränderten Schwerelot des Oberkörpers, das beim Menschen über dem Becken, bei Quadrupeden (Vierfüssern) aber davor liegt. Dies soll die Quelle einer rotatorischen Instabilität der Brustwirbelsäule sein. Allen orthopädischen Erklärungsversuchen einer gestörten spinalen Biomechanik durch den Aufrechten Gang ist gemeinsam, dass sie die veränderte Position der inneren Organe im Brustraum übersehen.

In einer systematischen Untersuchung zur Frage einer vorbestehenden rotatorischen Komponente der Brust- und Lendenwirbelsäule bei Menschen und Hunden kamen Kouwenhoven und Autoren zu vergleichbaren Ergebnissen (Kouwenhoven et al. 2006). Sie definierten Rotation als den Winkel zwischen der Längsachse eines jeden Wirbels und der Rumpflängsachse (Mittsagittal-Achse). In Kapitel 11 wird ausführlich erklärt, dass diese Definition einer Rotation irreführend ist, tatsächlich wird nur eine Verziehung des Wirbelkörper (Torsion) damit gemessen. Wie weit diese Verziehung der Mittelachse des Wirbelkörpers bei Skoliose reichen kann zeigt Abbildung 10.1 eindrücklich.

Bei Menschen und Hunden ohne erkennbare Skoliose ließen sich gut vergleichbare Verhältnisse demonstrieren: es fanden sich monoton Torsionen nach rechts am ausgeprägtesten an der mittleren Brustwirbelsäule. Unterschiede ergaben sich bei Hunden mit einer betonten Torsion nach rechts an der unteren Brutwirbelsäule (T9-T13) und bei Menschen mit einer geringen Linkstorsion der oberen Segmente der Brustwirbelsäule (T2-4), welche bei Hunden fehlte. Die Autoren vermuten, dass die Linkslage der absteigenden Aorta in den Segmenten T5 abwärts eine rotatorische Komponente bewirke, diese finden sich auch bei Hunden in geringer Ausprägung. Sie verweisen auf den gekoppelten Mechanismus von Wirbelkörperrotation (richtig: Torsion) und Seitverbiegung hin, der nur beim Menschen durch die Aufrichtung des Rumpfes in die Skoliose münde.

Untersuchungen spontaner Skoliosen an dem Tiermodell Zebrafisch mit erblichen, angeblich dem Menschen vergleichbaren Skoliosen, befeuern aktuell die Diskussion um genetische Ursachen der Skoliose. Übertragbarkeit und praktischer Nutzen solcher Untersuchungen erscheinen fraglich, die Anatomie des Achsenorgans beim Fisch und die Gefäßarchitektur unterscheiden sich doch erheblich vom Menschen. Es gibt auch keinen Grund ein bei Fischen vererbbares Modell den idiopathischen Skoliosen des Menschen überzustülpen. Der umgekehrte Weg ist richtig: Felduntersuchungen zur Skoliose an unterschiedlichen Kollektiven in der Bevölkerung; siehe Kapitel 13 und 14.

FAZIT

Bis heute existiert kein Tiermodell spontaner, d. h. natürlich vorkommender Skoliosen, das der idiopathischen Skoliose des Menschen vergleichbar ist (Säugetiere, Reptilien, Vögel). Werden Jungtiere von Mäusen und Ratten dagegen durch Amputation der Vorderläufe zum aufrechten Gang gezwungen, entwickeln sie Skoliosen vom idiopathischen Typus ohne Manipulationen an der Wirbelsäule selbst und unabhängig von hormonellen Einflüssen (Melatonin, Östrogene, Cortison ...). Die Biomechanik des aufrechten Ganges muss die inneren Organe in die Betrachtung einbeziehen und die funktionellen Folgen für das Wirbelsäulenwachstum. Dabei spielt die unterschiedliche Form des Brustkorbes bei Mensch und Tier eine wichtige Rolle.

Die Frage nach den biomechanischen Folgen des aufrechten Ganges und den Konsequenzen der Streckung der Wirbelsäule ist daher von zentraler Bedeutung.

7. DIE ZENTRALE FRAGESTELLUNG ZUR SKOLIOSE IN DER ADOLESZENZ

Wie hängen Anatomie und Skoliose zusammen? Wo liegt die anatomische Asymmetrie?

Wegweisend für die vorliegende Untersuchung ist die überraschende Häufigkeit und Monotonie skoliosetypischer Veränderungen der Brustwirbelsäule einerseits und das besondere Zeitfenster der Skolioseentwicklung andererseits. Die adoleszente Skoliose finden sich ganz überwiegend an der mittleren Brustwirbelsäule und rechtsauslenkend, das Segment des achten Brustwirbelkörpers ist dabei besonders häufig Sitz des Kurvenscheitels (ca. 90 %), hier nimmt offenbar die Skoliose ihren Anfang. Welche besonderen Verhältnisse finden sich an dieser Stelle?

Die beiden zentralen Fragen zur AIS zielen daher auf die Anatomie und den Zeitpunkt der Entwicklung:

Welche allgemeine konstruktiv-anatomische Asymmetrie liegt der Asymmetrie bei Skoliose zugrunde?

Welche Gefäßveränderungen finden sich in der (Früh-)Pubertät?

Hier ist die Brücke zwischen Anatomie und Physiologie zu schlagen. Weitere wichtige Fragen klären die Biomechanik des aufrechten Ganges, die Entwicklung und die Bedeutung des Flachrückens und die keineswegs banale Frage, warum nicht alle Menschen eine Skoliose entwickeln, wenn doch der Keim der Skolioseanlage in uns allen stecken soll.

Der Begriff „Anlage" findet sich auch in internationaler Literatur zur Skoliose und bezeichnet eine Vorgabe in einem biologischen System für eine besondere Entwicklung. Dies ist beispielsweise die Anlage der Augenknospen beim Fötus oder die Wirbelkörpersomiten als Vorstufe der Wirbelkörperentwicklung. Anlagen können auch krankhafter Natur sein wie beispielsweise Hamartome (regellose Haufen embryonaler Zellen ohne Beziehung zum Muttergewebe), die zu Entartungen neigen. In allen Fällen liegen potentielle Veränderungen vor, die sich aus den Anlagen in typischer Weise ableiten. Die vorgeprägte Entwicklung ist aber nicht zwingend und kann durch begleitende Prozesse entscheidende Veränderungen erfahren. So können beispielsweise Medikamente in die normale Entwicklung der Organanlage eingreifen – bekanntestes Beispiel ist Thalidomid (Contergan). Eine Diskussion dazu findet sich im Exkurs zu Morbus Scheuermann.

Im Brust- und Bauchraum besteht eine auffallende Asymmetrie der Gefäßhauptstämme: Arterien sind linksdominant organisiert (Aorta), Venen rechtsdominant (Hohlvene). Dabei ist die ursprüngliche fetale Gefäßanlage symmetrisch, wird aber im Zuge des Wachstums und der Organentwicklung in typischer Weise „gestrafft" (Kiemenbögen, Kardinalvenen). Diese Ökonomisierung führt an der venösen Ausflussbahn der Wirbelsäule zu einer rechtsdominanten Vena azygos (griechisch: ungezügelt, ununterbrochen) und links zu einer auf halber Höhe unterbrochenen Vena hemiazygos. Diese führt Verbindungsäste (Rami communicantes) vor den Wirbelkörpern zur Vena azygos, da normalerweise nur diese eine Verbindung zur oberen Hohlvene auf der rechten Seite aufweist. Die Verbindungsäste zur Gegenseite finden sich überwiegend in Höhe des achten Wirbelkörpers (siehe Abbildung 7).

Die Straffung der ursprünglich symmetrischen Gefäßanlage findet allerdings nur im Brust- und Bauchraum statt. An der Halswirbelsäule bleibt die Gefäßsymmetrie in den vorderen und den hinteren Abschnitten erhalten. Damit entfallen die für die Skolioseentwicklung so bedeutsamen Gefäßkreuzungen und es fehlen Skoliosen vom idiopathischen Typus an diesem Wirbelsäulenabschnitt. Skoliotische Verformungen der Halswirbelsäule sind ganz anderer Natur, sie finden sich bei Fehlbildungen im Übergang von Schädel zur

Wirbelsäule, bei krankhaften Veränderungen im Rückenmarkskanal oder Missbildungen der Wirbelkörper. Sie sind nicht Gegenstand der vorliegenden Betrachtungen.

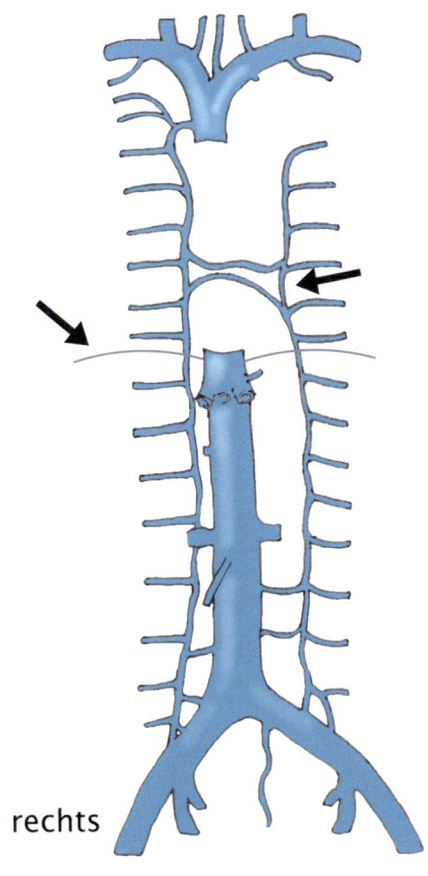

rechts

Abbildung 7: Systematik der Venenbahnen vor der Brust- und Lendenwirbelsäule.
Der Venenfluss ist rechtsdominant, die Drainage erfolgt in die obere Hohlvene im sog. Azygoswinkel. Die Venen sind das Niederdrucksystem, das Blut gelangt in die rechte Herzhälfte und in die Lunge. Rechts die nicht unterbrochene Vena azygos (grch.: nicht gezügelt), links die auf halber Höhe unterbrochene Vena hemiazygos. Die Verbindung nach rechts (Pfeil) übernehmen Verbindungsvenen vor der mittleren Brustwirbelsäule. Diese zarten Venenäste werden zwischen Brustwirbelkörper und Aorta eingezwängt, der Flachrücken begünstigt die Behinderung des Blutflusses.
Das Zwerchfell (grau unterlegt mit Pfeil) trennt den Brust- und den Bauchraum. Dort finden sich Venenäste direkt zur unteren Hohlvene.

Die Reduzierung der Gefäßbahnen hat Gefäßkreuzungen von Arterien und Venen im Brust- und Bauchraum zur Folge und ist in praktisch allen Fällen mit eigenen Krankheitsbildern assoziiert. Die einzig bedeutsame Kreuzung im Brustraum ist die vor dem achten Wirbelkörper, die mit der idiopathischen Skoliose assoziiert ist.

Im Bauchraum finden sich dagegen mehrere Kreuzungen, die mit Krankheitsbildern (vaskulären Kompressionssyndromen) einher gehen:

- May-Thurner-Syndrom
- abdominales Kompressionssyndrom bei Lordose,
- Nußknacker-Syndrom oder Syndrom der Arteria mesenterica superior,
- Truncus coeliacus-Syndrom …

Für Einzelheiten ist auf Handbücher der Angiologie zu verweisen. An der Halswirbelsäule verlaufen die arteriellen und venösen Gefäßstränge dagegen parallel, Gefäßkreuzungen fehlen, Verformungen nach dem Muster der idiopathischen Skoliosen finden sich nicht.

Mit bemerkenswerter Nähe zur adoleszenten Skoliose „ist das Hauptmerkmal aller vaskulären Kompressionssyndrome das augenscheinliche Überwiegen des weiblichen Geschlechts, denn mehr als 90% aller Fälle finden sich bei Frauen, Mädchen vor der Pubertät sind dagegen nur selten betroffen" (T. Scholbach; Vortragsmanuskript). Auch hier ist die Kenntnis der normalen Gefäßentwicklung in der frühen Pubertät für das Verständnis der Krankheitsprozesse unentbehrlich.

FAZIT

Die konstruktiv-anatomische Voraussetzung der idiopathischen Skoliose ist die kritische Gefäßkreuzung der Hauptschlagader (Aorta) und der Venen vor der Brustwirbelsäule, d. h. die Kollision des Hochdruck- und des Niederdrucksystems im Brustraum. Bei Flachrücken werden die Venen vor der Wirbelsäule durch die nach hinten verlagerte Aorta auf der linken Seite vor die Rippenköpfchen gedrückt und komprimiert. Es entwickelt sich ein Rückstau des Blutes auf der linken Seite in den Wirbelkörper hinein. Dies ist auch bei Kindern so, aber durch die allseits verbundenen Gefäße im Knochen noch unschädlich, der Blutfluss ist noch beliebig.

Erst durch die allgemeine Reifung des Gefäßbettes in der Pubertät (Vascular Pruning) werden die Fließverhältnisse im Knochen verändert und streng ausgerichtet ohne weitere Querverbindungen. Die Abflussbehinderung des Venenblutes im Knochen schädigt die Wachstumszonen der Wirbelkörper daher nur einseitig, sie stellen das Wachstum ein, die Arthrose in den Skoliosesegmenten entsteht. Dies ist die bedeutsame Gemeinsamkeit von idiopathischer Skoliose und degenerativer Arthrose.

Auch im Bauchraum finden sich Gefäßkreuzungen mit entsprechenden Krankheitsbildern; an der Halswirbelsäule verlaufen dagegen die Gefäße parallel, idiopathische Skoliosen sind dort unbekannt.

8. ANLAGE UND REIFUNG DER KNOCHENGEFÄßE (VASCULAR PRUNING)

Wie entstehen Gefäße? Was passiert in der Pubertät? Wie ändert sich der Blutfluss im Knochen?

Das rasche embryonale Wachstum wird nur durch die sehr frühe Entstehung primitiver Gefäßnetze ermöglicht, mit spontanen Einschnürungen im Bindegewebe bereits in der dritten Embryonalwoche. Es bilden sich primitive dreidimensionale Gefäßnetze, in denen der Blutfluss rein dem Druckgefälle folgt. Bereits in der dritten Embryonalwoche schlägt das Herz in einem geschlossenen Kreislauf. Der Organogenese (Organbildung) gehen Gefäßknospen voraus, in den Knorpelanlagen des Skeletts finden sich erste Gefäße bereits in der vierten Embryonalwoche, die verkalkenden Knochenkerne folgen nach.

Mit dem Schluss der Wachstumsfugen im Röhrenknochen verschwinden die Metaphysen (Wachstumszone zwischen Mittel- und Endstück der Röhrenknochen), die vormals getrennten Gefäßabschnitte zu den Knochenenden (Epiphysen: Wachstums- und Knorpelschicht des Gelenks) verbinden sich. Die Kapillaren im Markraum des Knochens bleiben dagegen lebenslang funktionell getrennt, hier finden die Blutzellen den Zugang zum Gefäßsystem.

Die Kapillaren unter der Knorpelschicht der Gelenke sind als Endstrombahnen angelegt; sie sind gewunden und gefenstert, um einen hohe Diffusionsdruck zu erzeugen. Dies ist notwendig, da die Versorgungswege in die Knorpelregion der Gelenke und in die Bandscheiben der Wirbelsäule außerordentlich lang sind. Sie kann für die zentral gelegenen Knorpelzellen der Bandscheiben um den Faktor 50 länger sein, als die „physiologische Diffusionsgrenze" von 0,1 Millimeter zwischen Kapillaren und Zellen. Derart lange Distanzen erfordern daher neben einem leistungsfähigen Kapillarbett mit Maximaldiffusion einen Mechanismus, welcher die Ernährungsströme vergleichbar einer Druck-Saug-Pumpe am Laufen hält – dies ist die Konvektion. Durch diesen Mechanismus werden Stoffströme bewegt vergleichbar einem Blasebalg. Damit existiert ein passives, rein physikalisches und ein aktives System (Diffusion und Konvektion) zur Ernährung des Knorpels. Gelenke sind zum Erhalt der normalen Funktion auf gesunde Gefäße und auf regelmäßige Bewegungen angewiesen, Ruhigstellung unterbricht die Stoffströme und mündet in die Arthrose.

Die Kapillaren unter dem Gelenkknorpel weisen in der Kindheit noch ausgeprägte Anastomosen auf, d.h. allseitige Vernetzungen der Kapillaren. Das embryonale und das langsam ausreifende, organspezifische Gefäßnetz überlagern sich; es bestehen also zwei Gefäßsysteme nebeneinander. Erst im Zuge der Gefäßreifung in der frühen Adoleszenz - um das siebte Lebensjahr - verschwindet das embryonale Gefäßnetz. Der Blutfluss wird dadurch zur Einbahnstraße, die reifen Kapillaren sind hierarchisch geordnet, die Versorgungsareale überlappen sich nicht mehr. Dies erklärt die für manche Autoren überraschende Beobachtung, dass in der Pubertät – der Phase des maximalen Knochenwachstums - eine erhebliche Verminderung der Knochenkapillaren mit Einschränkung der Diffusion nachzuweisen war (Boos et al. 2002, Rajasekaran et al. 2004). Die genauen Veränderungen der Kapillaren im Zuge der Organreifung sind erst seit wenigen Jahren bekannt und werden in der Angiologie als Vascular Pruning bezeichnet.

Der Radiologe Ratcliffe konnte mit Kontrastmitteluntersuchungen der Wirbelkörper nachweisen, dass sich arterielle Kapillaren bereits ab dem 7. Lebensjahr zurückbilden und der Prozess um das 15. Lebensjahr abgeschlossen ist. „Dann versorgt jede Arterie ausschließlich einen isolieren Bezirk im Wirbelkörper" (Ratcliffe 1982). Dies ist der erste literarische Hinweis auf ein physiologisches Zeitfenster der Gefäßentwicklung in der Pubertät, welches der Autor intuitiv mit der Skoliose in Verbindung brachte: „Bei der Idiopathischen Adoleszenten Skoliose ist das Wachstum der einen

Hälfte des Wirbelkörpers erheblich reduziert, wogegen es nahezu normal ist auf der nicht betroffenen Seite". Ratcliffe vermutete eine erworbene Ursache der idiopathischen Skoliose in der arteriellen (!) Versorgung.

In der Angiologie wird die Entwicklung des Gefäßbaumes der Organe mit den Begriffen Vasculogenese (primitive embryonale Netze), Angiogenese (organspezifische Gefäße) und Arteriogenese (ausgereifte organspezifische Gefäße und Gefäßneubildung) bezeichnet. Mit der Verödung des embryonalen Gefäßnetzes verschwinden die dreidimensionalen Verbindungen der Kapillarregionen (Anastomosen) untereinander, die noch beim Kind einen beliebigen Blutfluss im Knochen ermöglichen.

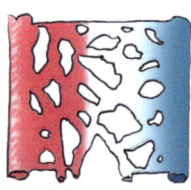
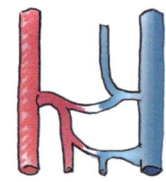
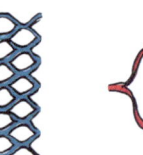

Abbildung 8.1: Schema zum Vascular Pruning.
Links das embryonale Gefäßnetz – alle Kapillaren sind netzartig miteinander verbunden.
Rechts das in der Pubertät ausreifende Gefäßnetz mit klarer Fließrichtung und unverbundenen Kapillarterritorien. Die frühere Verbindung der Kapillarregionen (Anastomosen) untereinander geht verloren. Diese hierarchische Ordnung der Fließbahn des Blutes verbleibt lebenslang.

Der auslösende Reiz für die progrediente Kapillarverödung ab dem siebten Lebensjahr ist der stetig ansteigende Diffusionsdruck für Sauerstoff im Zwischengewebe und den Organen, da das Kapillarsystem immer leistungsfähiger wird. Dann wird die „Luxusversorgung" aus zwei Gefäßsystemen zum Problem, da ein dauerhaft hoher Sauerstoffpartialdruck (pO2) im Gewebe wegen der

Übersäuerung toxisch wirkt und die lokalen Enzymsysteme schädigt. Von den Gewebszellen werden Faktoren frei gesetzt, die das Kapillarsystem an vorgegebenen Punkten („Sollbruchstellen") veröden.

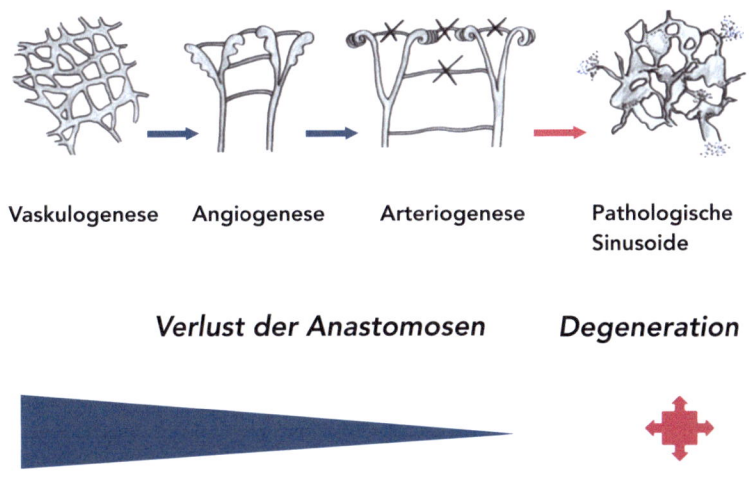

Abbildung 8.2: Schema der Gefäßentwicklung im Knochen.
Die endgültige Reifung des Gefäßbaumes erfolgt erst in der Pubertät,
dann wird das primitive Kapillarnetz der Embryonalphase abgebaut
(Apoptose).

Angriffspunkt dieser Faktoren sind spezifische Endothelmarker an den Zweigstellen der Kapillaren die einen programmierten Zelltod (Apoptose) am embryonalen Gefäßnetz einleiten. Dies hat den Verlust der allseitigen Kapillarverbindungen zur Folge, jedes Kapillarterritorium ist danach getrennt, der Blutfluss dann nicht mehr beliebig. Dieser natürliche Entwicklungsprozess wird als Vascular Pruning bezeichnet: der englische Begriff Pruning bedeutet ursprünglich Gehölzschnitt, im weiteren Sinne die Entfernung von allem was überflüssig ist. Die vergleichbare Straffung neuronaler

Netze im zentralen Nervensystem wird als Neurological Pruning bezeichnet.

Die Auswirkungen auf die Fließdynamik des Blutes sind beträchtlich. Beim Kind ist der Blutfluss im Knochen durch das doppelte Gefäßsystem beliebig und folgt alleine dem örtlichen Druckgefälle. Mit dem Anastomosenrückbau bilden sich lebenslang getrennte Stromgebiete mit Endarterien und Endvenen aus. So erklärt sich, dass die Kollision des Hoch- und des Niederdrucksystems vor der Wirbelsäule auch beim Kind als anatomisch-konstruktive Anlage vorliegt, die funktionellen Konsequenzen für die Wachstumsfugen der Wirbelkörper aber ausbleiben, solange das embryonale Anastomosennetz noch einen beliebigen Blutfluss im Knochen - und damit Druckausgleich - erlaubt. Durch das Vascular Pruning wird die anatomische Ausflussbahn der Knochenvenen danach funktionell streng getrennt in die Stromgebiete von Vena azygos, der Vena hemiazygos und der Basivertebralvenen - letztere münden in das Venenpolster im Rückenmarkskanal. Die Wirbelsäulenvenen im Brustraum können danach nur noch prävertebral (vor der Wirbelsäule) über die Verbindungsäste (Rami communicantes) kommunizieren, der Blutfluss mündet über die Vena azygos in die obere Hohlvene auf der rechten Seite, in Höhe des Vorhofs der rechten Herzenhälfte (Abb. 7.1).

Das skoliogene Prinzip ist die einseitige Behinderung des Venenabflusses der Wirbelsäule an einer anatomisch-konstruktiven Gefäßkreuzung im Brustraum, die in uns allen steckt. Auslöser des Skolioseprozesses ist der Rückbau des Gefäßsystems in der frühen Pubertät (Vascular Pruning). Die einseitige Behinderung des Venenblutflusses führt zum Versagen der Wachstumsfugen, auf der Gegenseite sind die Verhältnisse aber normal. Wirbelkörper mit Skoliose erscheinen daher wie Halbwirbel unterschiedlicher Entwicklungsstufen (siehe Kapitel 10).

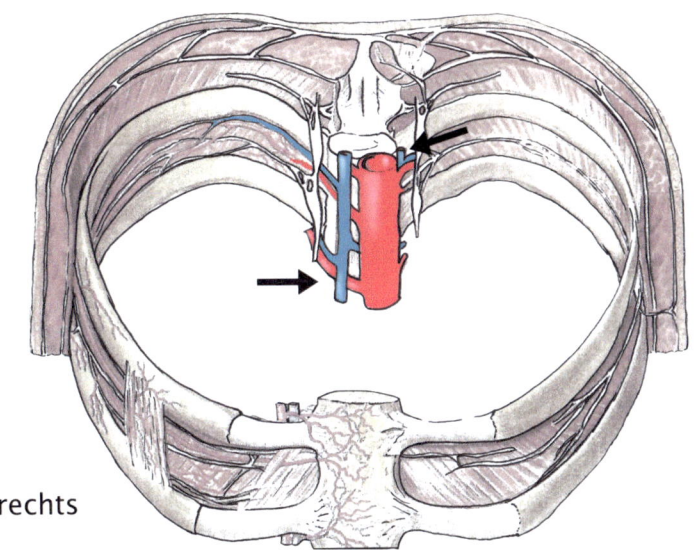

rechts

Abbildung 8.3: Horizontalschnitt des Brustkorbs. Die Pfeile weisen auf die enge Verbindung des venösen und des arteriellen Gefäßsystems. Die Verbindungsvenen der linken Seite werden zwischen Wirbelsäule und Aorta bedrängt.

Es darf nicht verwundern, dass es gerade die lokale Hyperoxie im Gewebe ist, welche den Rückbau der embryonalen Gefäßnetze einleitet. Im Kern liegt dies auch der sauerstoff-toxischen Schädigung der Retina (Netzhaut) bei Frühgeborenen (retrolentale Fibroplasie) mit unreifen Lungen und Sauerstoffbehandlung zugrunde: es droht die Erblindung durch die Kapillarverödung und Vernarbung der Netzhaut. Auch bei Tauchern sind toxische Effekte am Zentralnervensystem durch hohe Sauerstoffanteile in den Atemgasen bekannt, beim Tauchen im großen Tiefen ist der Sauerstoffanteil entsprechend zu reduzieren.

Die Grundlagenforschung der Angiologie hat die biochemischen Prozesse der Kapillarschädigung und der Straffung des Gefäßbaumes im Detail unter dem Begriff des Vascular Pruning erarbeitet (Hlushchuk et al. 2011, Kusumbe et al. 2014, Pries und

Secomb 2014, Korn und Augustin 2015). Spezifische Andockstellen in den Kapillarendothelien entscheiden über Verbleib oder Verschwinden. Es handelt sich um eine physiologische „Selbstorganisation" des Gefäßbaumes, die bereits in der embryonalen Gefäßanlage angelegt ist, aber erst frühpubertär mit der Reifung des organspezifischen Gefäßsystems umgesetzt wird.

FAZIT

Der sehr rasch wachsende Embryo entwickelt bereits in der dritten Schwangerschaftswoche ein Gefäßsystem, das die Ernährung sicherstellt. Es ist ein primitives System von Kapillaren, die netzartig miteinander verbunden sind. Parallel dazu entwickelt sich in jedem Organ ein auf die jeweilige Funktion spezialisiertes Gefäßsystem, das erst in der Pubertät letztlich ausreift. Dann verödet das primitive Gefäßnetz der Embryonalphase in der Frühpubertät mit einem Prozess der als Vascular Pruning bezeichnet wird. Die Kapillaren veröden an vorgegebenen Stellen mit kontrolliertem Zelltod (Apoptose), die Querverbindungen verschwinden, das reife Gefäßnetz wird danach zur Einbahnstraße mit Endstromgefäßen.

An der Wirbelsäule erfolgt die Ableitung des Venenblutes nach drei Seiten. Die Ableitung nach hinten in den Rückenmarkskanal hat mit der Skolioseentstehung nichts zu tun, nach vorne wird das Blut in die Sammelvenen des Brust- und Bauchraumes abgeleitet, rechts in die Vena azygos, links in die Vena hemiazygos. Es entsteht ein venöser Rückstau mit Hochdruck an der Kreuzungsstelle mit der Aorta, damit verschmelzen die Wachstumsfugen der linken Wirbelkörperhälften – hier endet das Wachstum vorzeitig. Das Wirbelkörperwachstum erfolgt dann nur noch auf der rechten Seite mit der charakteristischen Verkrümmung der Wirbelsäule nach rechts.

9. DIE GEFÄẞANATOMIE DER BRUSTWIRBELSÄULE

Wie fließt das Venenblut aus der Wirbelsäule? Wo entsteht der Konflikt zwischen Venen und Arterien? Warum dreht die Skoliose nach rechts?

Die Wirbelkörper entstehen aus den embryonalen Somiten (Ursegmenten), bei denen die benachbarten Halbsegmente zu den späteren Wirbelkörpern fusionieren. Die Äquatorialebene (Horizontalebene in Wirbelkörpermitte) beherbergt die Gefäßstränge. Den Somiten voraus gehen Gefäßsprossen bereits in der 4. bis 6. Embryonalwoche, denen die Knochenkerne der Wirbelkörper nachfolgen. Durch die Verschmelzung mit den dorsalen Knochenkernen um die Chorda dorsalis (frühembryonales Achsenorgan), entsteht die einzigartige Fusion eines Röhrenknochens (Wirbelkörper) mit einem Faserknochen (Wirbelbogen) zu einem Wirbel (Töndury und Theiler 1990). Die Wachstumsfugen des Wirbelbogens sind Apophysen, die für den Skolioseprozess keine ursächliche Bedeutung haben.

Die arterielle Gefäßarchitektur der Wirbelsäule ist symmetrisch mit paarigen Segmentarterien, die auf der Rückseite der Aorta entspringen. Ein „gefäßanatomisches Niemandsland" findet sich im Übergang der Halswirbelsäule zur Brustwirbelsäule und der unteren Lendenwirbelsäule. Dort ist die streng segmentale Organisation der Blutversorgung unterbrochen; die eigenartige Gefäßanatomie ist die Ursache der häufigen Bandscheibenschäden in diesen Abschnitten. Die Venendrainage der Wirbelsäule ist asymmetrisch zugunsten der Vena azygos, die ununterbrochen/ungezügelt (a-zygos) paravertebral (neben der Wirbelsäule) rechts verläuft. Das Gefäß drainiert nach cranial (oben) und nach caudal (unten) in die obere und die untere Hohlvene (Vena cava superior und inferior).

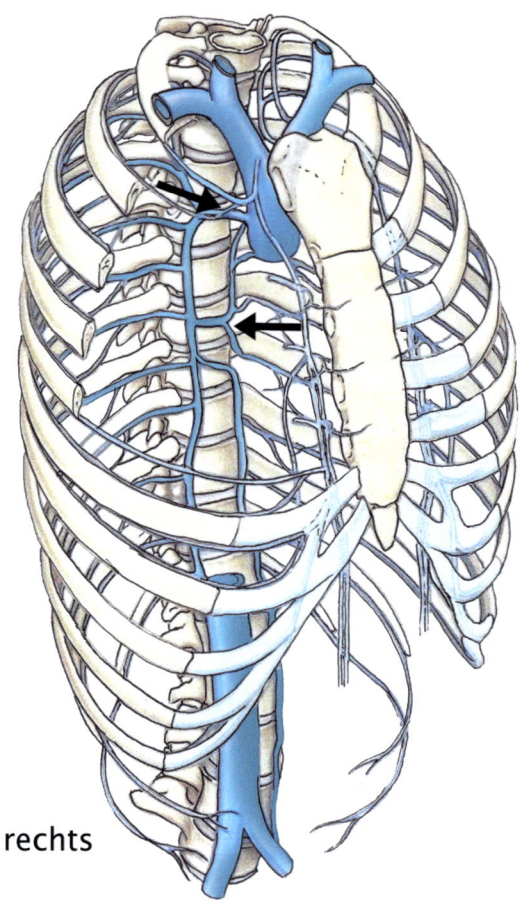

rechts

Abbildung 9.1: Brustkorb mit Venensystem der Wirbelsäule. Die Gefäße
sammeln das Venenblut von Wirbelkörpern und Brustraum.
Die vorderen 1. bis 5. Rippen rechts sind entfernt. Blick auf die Vena
hemiazygos mit Einmündung in die obere Hohlvene im Azygoswinkel
(Pfeil oben).
Die Vena hemiazygos sendet mehrere Verbindungsvenen nach rechts vor
der Wirbelsäule. Die Sammelvene der linken Seite besitzt keine eigene
Verbindung zur Hohlvene.
Im Bauchraum können sich Äste der Azygos- und Hemiazygos-Venen zur
unteren Hohlvene verbinden, hier nicht dargestellt (siehe auch Abb. 7.1),
diese fehlen im Brustraum.

Links findet sich ein zartes Gefäß, das in Höhe der mittleren Brustwirbelsäule unterbrochen ist (Vena hemi-a-zygos) mit horizontalen Verbindungsästen (Rami communicantes) nach rechts. Die Vena hemiazygos hat im Normalfall keine direkte Verbindung in die obere Hohlvene. Die Venendrainage der Wirbelsäule ist analog zur Hohlvene in ganzer Länge rechtsdominant.

Entwicklungsgeschichtlich sind die Gefäßanlagen arteriell und venös symmetrisch. Im Zuge der Gefäßreifung entwickelt sich allerdings bereits im Embryo eine Linksdominanz des Hochdrucksystems (Aorta thoracalis und abdominalis) und eine Rechtsdominanz des Niederdrucksystems (Hohlvene, Wirbelsäulenvenen).
Daraus ergeben sich Gefäßkreuzungen der Arterien- und Venenstränge in Höhe der mittleren Brustwirbelsäule und der unteren Lendenwirbelsäule, denen spezifische Krankheitsbilder zugeordnet werden können. Im Bauchraum finden sich weitere Krankheitsbilder durch Gefäßkreuzungen mit Venenblutstau.

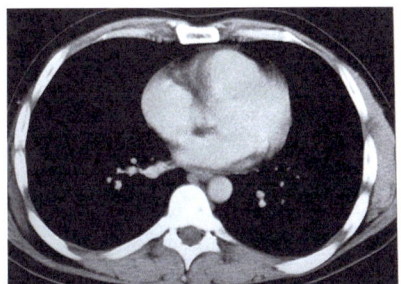 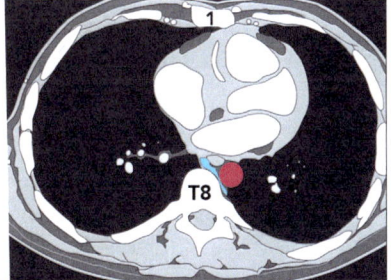

Abbildung 9.2: Axialschnitt im Computertomogramm der mittleren BWS in Rückenlage mit Schemazeichnung – Blick von unten, die im Bild linke Seite ist rechts beim Patienten. Knochenfenster, die Lungenstruktur ist ausgeblendet.
Dargestellt ist die Verbindung der Vena Hemiazygos zur Vena azygos zwischen Aorta und dem achten Wirbelkörper (T8). Die Aorta ist nach links und hinten verschoben und drängt die Venen über mehrere Segmente vor die Rippenköpfchen (1: Brustbein, Aorta rot, Venen blau).

Die Verbindungsäste der Vena hemiazygos verlaufen vor der Wirbelsäule in Höhe des Segments Th8 horizontal zwischen Wirbelkörpervorderkante und Aorta. An dieser Stelle finden sich regelhaft über mehrere Segmente hinweg Verformungen der Wirbelkörper durch die pulsierende Aorta (Abb. 9.2). Der aufrechte Gang des Menschen richtet das Organgewicht nach dorsal. Dies ist bei Säugetieren, Reptilien und Vögeln bei vergleichbarer Gefäßanatomie durch die Horizontallage des Rumpfes umgekehrt. Das Organgewicht richtet sich nach ventral, also nach vorne zum Brustbein.

Zum Problem wird die Gefäßanlage erst durch den Flachrücken im Brustwirbelsäulen-Abschnitt, der von der Seite gesehen eine sehr flache, von hinten eine sehr breite, „athletische" Form des Thorax bewirkt. In Axialschnitten (Horizontalscheiben) im CT erscheint der Thorax bohnenförmig. Die Aorta wandert nach links und nach dorsal und zwängt die Vena hemiazygos zwischen Wirbelkörperkante und Rippenköpfchen über mehrere Segmente ein. An dieser Stelle nimmt die skoliotische Verformung der Wirbelsäule in ca. 90 % der Fälle ihren Ursprung. In der Thoraxaufsicht entsteht ein Kinking (Knick) der Aorta. Die innige Verbindung der Aorta mit der Wirbelsäule bleibt wegen der segmentalen Anordnung der Wirbelsäulengefäße stets bestehen. Eine physiologische Kyphose der Brustwirbelsäule geht dagegen mit einer rundlichen, fassförmigen Thoraxform einher, die Rippen stehen horizontaler, die Dorsalverlagerung der Thoraxorgane fällt geringer aus (Abb. 9.3). Flachformen des Thorax im Brustwirbelsäulen-Abschnitt finden sich häufiger bei Mädchen, bei Jungen überwiegt die rundliche Form. Zur Entwicklungsgeschichte des Flachrückens siehe Kapitel 12.

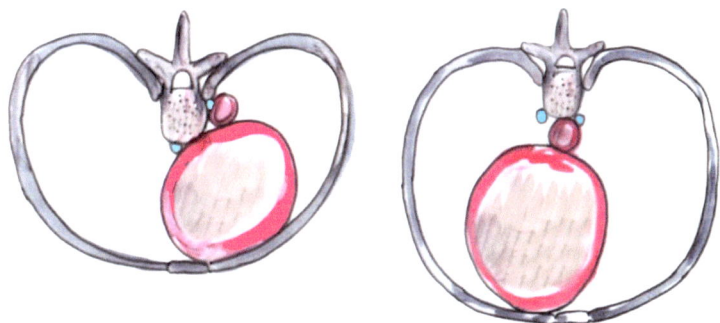

Abbildung 9.3: Lage von Herz und Aorta bei Flachrücken mit „Bohnenform" (links) und Normalform des Brustkorbs („Fassform"; rot: Herz und Aorta; blau: Azygos- und Hemiazygos-Venen). Bei Flachrücken wandert die Wirbelsäule nach vorne und verkürzt den Längsdurchmesser des Brustkorbs. Bei Normalform sind Längs- und Querdurchmesser des Brustkorbs annähernd gleich. Die Rippen haben an jeder Seite zwei Wachstumsfugen: eine am Wirbelkörper und eine am Querfortsatz.

Ein bedeutsames, in der Orthopädie wenig diskutiertes Faktum ist das Fehlen von Lymphbahnen im Knochen. Anders als das geschlossene arteriovenöse Gefäßsystem entstehen Lymphbahnen im peripheren Zwischengewebe blind und verfügen nur über eine einfache Gefäßhülle, eine eigene Muskelschicht findet sich nur ansatzweise, der Lymphstrom muss daher von außen bewegt werden. Aufgabe des Lymphsystems ist die Reservefunktion der Resorption zur Klärung des Zwischengewebes, soweit die Venen dies nicht übernehmen. Der Lymphstrom mündet als Ductus thoracicus (Milchbrustgang) analog zum Azygoswinkel in die obere Hohlvene; dort ist der relative Unterdruck im Brustraum, d.h. die Saugwirkung, am größten.

Für eine regelrechte Funktion des Zwischengewebes bedarf es eines Gleichgewichts von Filtration (ateriell) und Resorption (venös), bei dem das Lymphsystem unter normalen Umständen zu ca. 10% beteiligt ist. Fehlt dieses, können sich Schwellungen im Zwischengewebe (Ödeme) nur langsam abbauen, da die

Resorptionsreserve der Venen zur Klärung des Zwischengewebes begrenzt ist. Es entsteht eine lokale Hypertonie im Knochen, die sich im Kernspintomogramm (MRT) als Ödem darstellt. Auch bei Kindern können chronische Ödeme im Knochen beobachtet werden, die Wachstumsfugen reagieren auf Hochdruck im Zwischengewebe sehr empfindlich.

Ursachen akuter Ödeme sind beispielsweise Verletzungen mit erhöhter Durchlässigkeit der Kapillaren oder Einblutungen; solche Prozesse sind selbstlimitiert. Chronische Ödeme entstehen durch verstärkte arterielle Filtration in die Blutbahn eines Organs oder durch Veränderung des venös-kapillären Druckes in der Ausflussbahn – der Hahn wird zugedreht, das Fass läuft über. In der Regel entsteht ein neues Druckgleichgewicht im Zwischengewebe, das durch Aktivierung des Lymphsystems aufgefangen wird. Fehlt dagegen ein Lymphsystem in einem Organ, ist die Gefahr chronischer Ödeme und die Auslösung degenerativer Prozesse bedeutend höher. Chronische Ödeme signalisieren eine schwergradige Behinderung der Diffusion und führen zur Erstickung der Zielzellen.

Der Grund für das Fehlen eines Lymphsystems im Knochen ist spekulativ. Weitere Organe ohne Lymphsystem sind das Gehirn, die Retina (Netzhaut des Auges) und das Zentrale Nervensystem, nicht aber die peripheren Nervenbahnen. Diesen Organen ist gemeinsam, dass sie keine aktive oder passive Beweglichkeit besitzen und damit nicht eigenständig für den Lymphstrom sorgen können. Da den Lymphgefäßen eine Muskelschicht weitgehend fehlt, sind sie auch nicht zur Eigenbewegung fähig, ein chronischer Lymphstau wäre die unvermeidliche Folge. Eigenbewegliche Organe besitzen dagegen sehr ausgeprägte Lymphbahnen wie die Muskulatur oder der Darm, dies gilt auch für passiv bewegte, wie z.B. die Leber, die durch den Atemhub des Zwerchfells in steter Bewegung gehalten wird.

FAZIT

Die arterielle und venöse Gefäßanlage ist ursprünglich paarig, wird aber aus Platzgründen im Brust- und Bauchraum rasch rechtsdominant für die Venen und linksdominant für die Hauptschlagader. Dies hat eine Reihe von Gefäßkreuzungen zur Folge mit entsprechenden Krankheitsbildern.

Auslösend für die idiopathische Skoliose, die es nur beim Menschen gibt, ist der aufrechte Gang und der Flachrücken, der die großen Organe des Brustraumes (Herz und Aorta) nach hinten drängt. Da die Gefäße vor der Wirbelsäule kreuzen, wird der Rückstau des Venenblutes aus der Wirbelsäule verstärkt. Die Wachstumsfugen der Wirbelkörper stellen einseitig die Funktion ein, sobald der beim Kind noch beliebige Blutfluss im Knochen durch die Gefäßreifung unterbunden wird (Vascular Pruning). Mädchen haben bevorzugt einen Flachrücken und in Horizontalschnitten im Computertomogramm eine „Bohnenform" des Brustkorbes, Jungen haben eher eine rundliche „Fassform", die Herz und Aorta mehr Platz bietet. Die schweren Verlaufsformen der Skoliose finden sich daher bevorzugt bei Mädchen. Zur Erklärung der unterschiedlichen Formen des Brustkorbes und ihrer Entstehung siehe Kapitel 12.

10. VERÄNDERUNGEN DER WACHSTUMSFUGEN BEI SKOLIOSE

Warum wachsen die Wirbel asymmetrisch? Wie verändern sich Wachstumsfugen und Knochen?

Die Aktivitäten der Wachstumsfugen skoliotischer Wirbelkörper unterscheiden sich nach der Seitenlokalisation erheblich. Die konkaven (nach innen gewölbten) fusionieren vorzeitigen, so erfolgt die Seitausbiegung (Konvexität) der Gegenseite, da diese normal weiter wächst.

Die Apoptose (Zelluntergang) der Konkavseite ist erhöht, die Syntheserate des Knorpels vermindert (Wang et al. 2007). Auch die Foramina nutritia (Ernährungsgefäße) entwickeln sich seitenunterschiedlich und weisen konkavseitig fuchsbauartig unterwanderte Gefäße auf, die an das chaotische Knochen- und Gefäßbild bei Arthrose erinnern. Durch die Fließverformung der Wirbelkörper und die Osteophyten (Knochenanbauten) entsteht der Eindruck einer einseitigen Arthrose und einer altersunterschiedlichen Wachstumsrate an ein und demselben Skoliosewirbel.

Vergleichbar zur degenerativen Arthrose findet sich an den Wirbelkörperendplatten eine Sklerose mit verminderter Diffusion, welche im Kernspintomogramm gut zu erkennen sind (Rutges et al. 2011). In Bandscheiben skoliotischer Segmente lassen sich pathologisch veränderte Zellen in typisch degenerativer Weise darstellen, die Endplatten sind altersvorauseilend verkalkt und ergeben konkavseitig Hinweise auf entzündlich-degenerative Veränderungen. Die vordere Wachstumssäule der Wirbelkörper erwies sich aktiver als die hintere, was die Steilstellung der Wirbelsäule mit Flachrücken bei Skoliose erklärt (Burger et al. 2014).

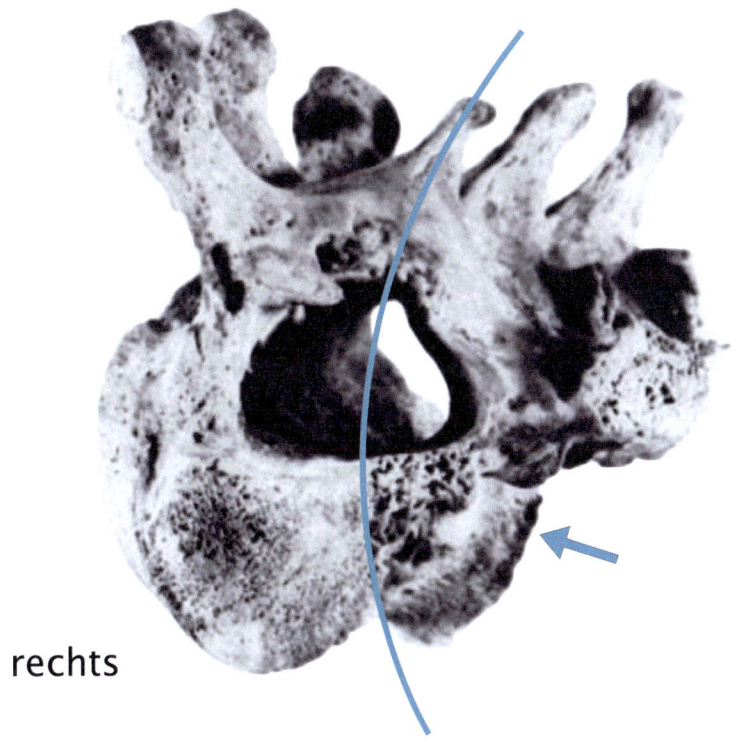

rechts

Abbildung 10.1: Skoliotische Wirbelkörper (WK) der BWS von oben.
Die rechte WK-Hälfte wächst stärker, die linke beendet das Wachstum
früh, es entsteht der Eindruck unterschiedlich alter Halbsegmente.
Die blaue Linie markiert die Pfeillinie, die durch die Skoliose gekrümmt
wird. Das seitenunterschiedliche Wachstum betrifft auch die Wirbelbögen,
der Wirbelkanal wird deformiert. Die Dornfortsätze weisen zur Gegenseite.
Die Knochenstruktur ist seitenunterschiedlich und zeigt links das typische
seenartige Venensystem wie bei Osteo-Arthrose (blauer Pfeil: venöse
Sinusoide), die Bandscheiben werden fehlernährt und tragen mit
diskusartiger Verformung zur Seitverbiegung bei. Die konkavseitigen
Wirbelgelenke sind arthrotisch aufgetrieben, auf der Konvexseite dagegen
normal.
Eine Rotation des Bewegungssegments findet sich nicht, aber eine
Verziehung (Torsion), die Wirbelkörper und Bogenapparat einbezieht.

Auch neuere Arbeiten zur Genexpression des Knorpels der Wachstumsfugen belegen seitenunterschiedliche Veränderungen, welche auf der konkaven Seite degenerative Muster aufweisen. So findet sich nicht die für ein regelrechtes Wachstum erforderliche Schichtstruktur des Säulenknorpels; diese findet sich nur auf der Konvexseite. Konkavseitig liegen wenig differenzierte Knorpelhaufen vor mit geschädigten Zellorganellen. Auch die Produkte des Knorpelstoffwechsels (Kollagentypen, Aggrecane, Prostaglandine, Versican ...) lassen seitenunterschiedliche Expressionen erkennen. Die Autoren folgern daraus, dass die Veränderungen der Faktorenexpression erste Hinweise ergeben für eine Ursache der Skoliose auf Grundlage lokal veränderter Genexpression oder Proteinkomplexe auf Ebene der DNA- oder RNA-Synthese, unklar bleibt der auslösende Reiz dazu (Zaydman et al. 2019).

Den Autoren ist entgegen zu halten, dass sie Anpassungsprozesse beschreiben mit Aktivierung genetischer Reparaturmechanismen; die Veränderungen sind also sekundär und kein Beleg für eine genetische Ursache der Skoliose. Unklar bleibt der Mechanismus, der in der Pubertät zu unterschiedlichen Expressionsmustern der Biosynthese führt und auch zu der monotonen Rechtsbetonung. Die vorliegenden Untersuchungen lassen keine Unterscheidung primärer oder sekundärer Veränderungen zu.

Untersuchungen an Wachstumsfugen skoliotischer Wirbelkörper und Wirbelbogenwurzeln (Pedikel) lassen an der Konkavzone frühzeitig Fusionen erkennen, während auf der konvexen die Knorpelzone offen bleibt und für ein längeres normales Wachstum sorgt. Dies lässt darauf schließen, dass die Seitausbiegung bei Skoliose durch die seitenunterschiedliche Funktion der Wachstumsfugen entsteht. Dabei ist die Konvexseite die der regelrechten Funktion der Wachstumsfugen (Vital et al. 1989, Wang 2007; siehe Kapitel 12).

rechts

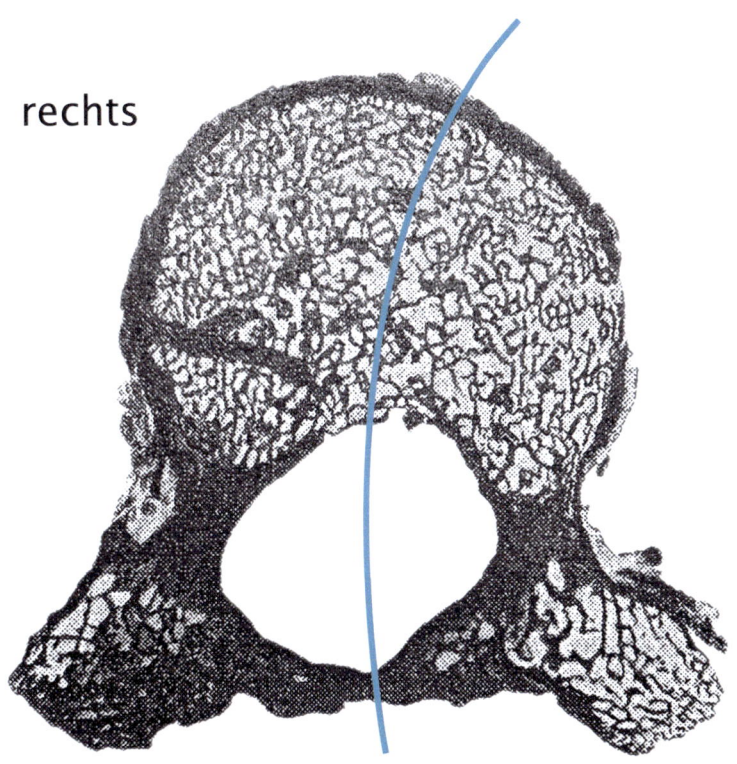

*Abbildung 10.2: Wirbelkörper (T9) eines sechseinhalb Jahre alten
Mädchens - Blick von unten wie im CT.*
*Die ursprünglich gerade mittlere Pfeilnaht (blaue Linie) ist nach rechts
(konvex) gekrümmt. Es finden sich bereits diskrete Dichteunterschiede
der Knochenstruktur, die auf der Konkavseite durch die venösen
Sinusoide aufgeweitet erscheint. Gleichsinnige Veränderungen finden sich
auch am Wirbelbogen.*
*Die Wachstumsfuge der rechten Wirbelbogenwurzel ist noch offen (dicker
Balken), die Wurzel länger und dicker als auf der Konkavseite - dort ist die
Wachstumsfuge bereits verschwunden, das Wachstum beendet. Auch der
Wirbelkanal wird verformt. Die Rippen sind entfernt und auch die
Dornfortsätze sind abgeschnitten. Sie weisen nach links zur Konkavseite
(siehe Abbildung 10.1) und scheinen die Skoliose zu begradigen. Erst das
Rötngenbild zeigt das wahre Ausmaß der Verkrümmung.*

Genau genommen finden sich an den Bogenwurzeln zwei unterschiedliche Wachstumsprozesse: das Längenwachstum durch die neurozentrale Wachstumsfuge zum Wirbelkörper (Abbildung 10.2) und das Dickenwachstum durch die Knochenhaut (Periost). Es finden sich an den Enden der Querfortsätze und Dornfortsätze weitere Wachstumsfugen, die Apophysen. Diese haben keine ursächliche Wirkung auf die Skoliose, die Verformung der Wirbelbögen folgt rein der veränderten Zugwirkung der Rückenmuskulatur und der Bänder, also sekundär.

Auch die Untersuchungen zu zwei Jugendlichen mit spastischer Lähmung aller Extremitäten seit Geburt zeigten Skoliosen vom idiopathischen Typus (Clemente et al. 2012). Sie starben im Alter von dreizehn und vierzehn Jahren an Erkrankungen der Lungen. Die Autoren geben keine Hinweise auf die Ursache der Skoliosen, mit Blick auf die schweren Lähmungen seit Geburt ist aber von einer dauernden Bettlägerigkeit auszugehen - bekanntlich entwickeln solche Patienten zu praktisch hundert Prozent Skoliosen durch die erzwungene Rückenlage. Es handelt sich hier nicht um Skoliosen seit Geburt (kongenitale Skoliosen), sondern um erworbene Skoliosen nach dem Muster der AIS (siehe Kapitel 15 und 19).

Der Schnitt durch die Wirbelkörper T12 und L1 zeigt die typische Verformung der Bandscheibe, deren Kern zur Konvexseite (hier links) verlagert ist. Es handelt sich um eine gegenläufige Skoliose mit Rechtskonvexität der Brustwirbelsäule und Linkskonvexität der Lendenwirbelsäule. Auf der linken Seite sieht man die Wachstumfugen von T12 und L1 mit normalem Bandring (Anulus fibrosus) der Bandscheibe. Auf der Gegenseite fehlen die Wachstumsfugen, Bandring der Bandscheibe und Knorpelbelag der Endplatten sind verschwunden. Der Wirbelkörper verformt sich keilförmig mit ausgewalzten Enden wie bei Arthrose. Die feinen roten Striche im Knochenmark auf der rechten Seite entsprechen den gestauten Venen infolge der chronischen Abflussstörung, links sind die Verhältnisse normal. Die Knochendichte ist unterschiedlich, auf der rechten Seite durch Verfettung geringer.

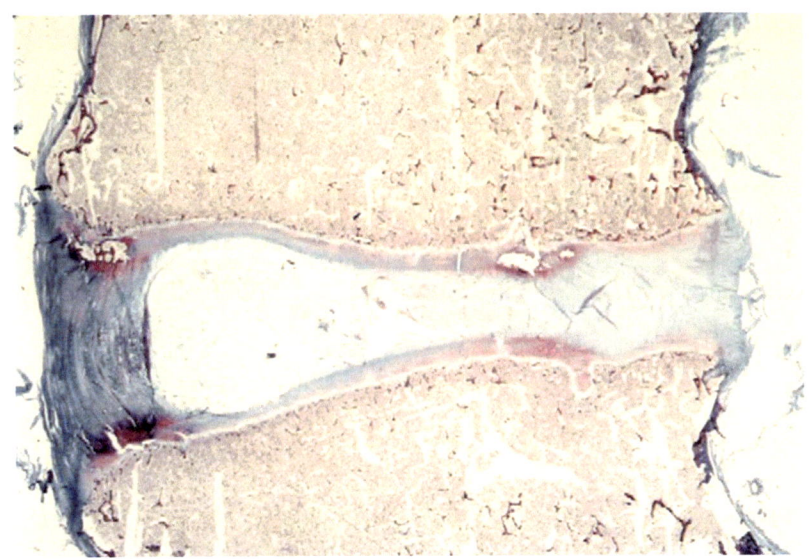

Abbildung 10.3: Wirbelkörper (T12 und L1) eines dreizehn Jahre alten Mädchens mit spastischer Tetraparese (Lähmung aller Extremitäten) seit Geburt. Gegenläufige Skoliosen der Brust- und Lendenwirbelsäule. Hier thorakolumbale Linksskoliose - idiopathischer Aspekt.
Auf der Konveseite (links im Bild) normale Wachstumsfugen und Ring der Bandscheiben (blau), der Bandscheibenkern ist verschoben.
Auf der Konkavseite ist die Wachstumsfuge aufgelöst, ebenso der Ring der Bandscheibe (hellblau). Die Wirbelkörperränder sind verformt.
Die roten Flecken im Knochenmark der rechten Seite (rechts im Bild) entsprechen den gestauten Venen als Zeichen der Abflussstörung des Venenblutes, beginnende Verfettung des Knochenmarks (weiße Flecken).
Bild einer einseitigen Arthrose mit Auflösung der normalen Knochen-, Knorpel- und Bandstrukturen bereits im Jugendalter (Abbildung aus: Duart Clemente et al. 2012).

Genaue Vermessungen mithilfe computertomographischer Schnittfilme bei 50 Erwachsenen ohne offensichtliche Skoliose und bei 49 Hunden kommen zu interessanten Ergebnissen: Menschen zeigen Verziehungen/Verwindungen der Wirbelkörper nach links in den Segmenten T2 bis T4 und solche nach rechts von T5 bis L3. Die Veränderungen betragen maximal 3 Winkelgrade in Höhe T8 und sind bei Frauen ausgeprägter als bei Männern. Solche gegenläufige Veränderungen finden sich bei Hunden nicht, sie zeigen in allen Segmenten Verziehungen nach rechts, die zur unteren Brustwirbelsäule hin deutlich zunehmen (Kouwenhoven et al. 2006).

Die Autoren bezeichnen diese Veränderungen als Rotation, was nicht korrekt ist, siehe Kapitel 11. Die beim Menschen gegenläufigen Veränderungen der Wirbelkörper erinnern an die Säuglingsskoliose, die sich hochthorakal links manifestiert mit Scheitel bei T3/T4 und an die adoleszente Skoliose mit Scheitel rechts bei T8. Zur Entstehung der Säuglingsskoliose siehe Kapitel 18.

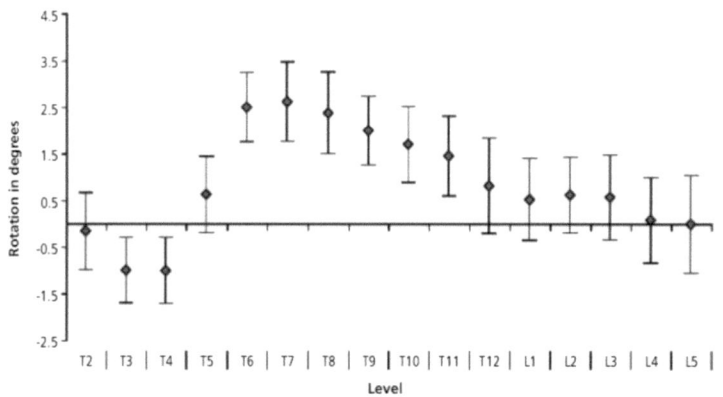

Abbildung 10.4: Graphik zu Verziehungen/Torsionen der Wirbelkörper an Brust- und Lendenwirbelsäule (Durchschnitt von 50 Personen).
Es findet sich an der oberen BWS (T3/4) eine geringe Verziehung nach links und an der mittleren BWS (T7/8) eine nach rechts. Die Scheitelpunkte entsprechen denen der Säuglingsskoliose und der AIS (Kouwenhoven et al. 2006).
Keine Verziehung in den Segmenten T2 und L4 und 5 - dort liegt die Aorta nicht der Wirbelsäule an.

Bereits bei Kindern finden sich skoliosetypische Verformungen und Veränderungen der Knochenstruktur - dies bereits in einem Alter deutlich früher als nach Definition der AIS in der Pubertät (Abbildung

10.2). Der Skolioseprozess muss daher deutlich früher erfasst und behandelt werden, Auslöser ist die Ausbildung eines Flachrückens bereits in der Frühpubertät (Kapitel 12).

Auch die Wachstumsfugen der Rippen reagieren unterschiedlich, es handelt sich um die paarigen costospinalen (Rippe-Wirbelkörper) und die costotransversalen (Rippe-Querfortsatz) Fugen, sie stehen annähernd senkrecht zur ringförmigen Wachstumsfuge der Wirbelkörper - der Wachstumsschub der Rippen geht daher nach hinten und seitlich (Abb. 11.3). Dies ist die einzige Struktur, die ein rotatorisches Wachstum erzeugt, das sich auf den Brustkorb mit Rippenbuckel beschränkt. Eine Achsdrehung des gesamten Bewegungssegmentes - nur dies wäre eine korrekt definierte Rotation - entsteht aber nicht.

FAZIT

Die Wachstumsfugen der Wirbelkörper müssen seitengetrennt betrachtet werden, sie unterscheiden sich zudem von denen des Wirbelbogens. Durch hohen Druck im Venensystem und Azidose (Übersäuerung) verschmelzen die Fugen auf der linken Seite (Konkavseite), das Wachstum bleibt zurück, so entsteht das Bild einer einseitigen Arthrose bereits bei Jugendlichen. Auf der Gegenseite sind die Verhältnisse aber normal, das Wachstum setzt sich fort, es resultiert eine Verbiegung zur rechten Seite (Konvexität). Skoliosewirbel imponieren daher wie eine Verschmelzung unterschiedlich alter Halbwirbel.

Die Wachstumsfugen der Rippen sind in den Skolioseprozess einbezogen. Auf jeder Seite bestehen zwei, da sie nach hinten gerichtet sind, wird der Brustkorb ebenfalls einseitig aber dreidimensional verformt mit Rippenbuckel auf der „gesunden" Seite. Die Wirbelsäule wird somit nur zweidimensional verformt – rein seitlich mit Konvexität, der Brustkorb aber dreidimensional - mit Rippenbuckel. Die Veränderungen folgen streng der Lage der Wachstumsfugen.

Genaue Vermessungen von Verziehungen (Torsionen) der Brust- und Lendenwirbelkörper bewahren die Entwicklungsschritte der Wirbelsäule vom Säuglingsalter bis zur Pubertät, die mit unterschiedlichen Wachstumsverzögerungen einher gehen. Dies findet sich auch an offenbar völlig geraden Wirbelsäulen.

11. ROTATION, KYPHOSE UND LORDOSE

Wie verformt sich die Wirbelsäule? Wie verformt sich der Brustkorb? Warum entsteht gerade keine Rotation?

Im Scheitelpunkt skoliotischer Brustwirbelkörper findet sich eine auffällige Seitendifferenz der Knochenkontur und der Wachstumsfugen. Eine Keilform nach ventral entsteht zu keiner Zeit, daher ist der Begriff einer Kyphoskoliose irreführend, da er die Form des Brustkorbs mit der Wirbelsäulenform gleichsetzt. Diese Begriffsverwirrung ist der unklaren Definition der verwendeten Begriffe geschuldet und Folge oberflächlicher Beobachtungen. Auf den Begriff der Kyphoskoliose sollte ganz verzichtet werden.

Der Eindruck der Kyphose bzw. des Rippenbuckels entsteht bei seitlicher Ansicht und verstärkt sich bei der Vorbeuge (ADAMS-Test). Dabei entsteht auch der Eindruck einer Rotation, die sich in aufrechter Position nicht findet. Unter Rotation wird verstanden „die physiologische oder pathologische Drehung eines normal geformten Wirbels", unter Torsion „die Verformung des Wirbels, die im Sinne des Angriffs drehender Kräfte erfolgt" (Reinhardt 1976). Rotation ist also die Drehung des gesamten Bewegungssegmentes, Torsion die Verwindung ohne Drehung, gelegentlich wird auch von einer Verwringung der Wirbelkörper gesprochen.

Eine zumeist geringe Keilform der Wirbelkörper der BWS nach hinten ist die Grundlage des Flachrückens, die „normale" Kyphose geht verloren. Dies ist die auslösende Veränderung, die rasch in die Skolioseverformung mündet, da der Flachrücken den Organen im Brustraum weniger Platz bietet, die Aorta nach hinten drängt und den Venenfluss behindert. Die Entwicklung des Flachrückens ist die ursprüngliche und unverzichtbare Vorbedingung der idiopathischen Skoliose; sie findet sich in praktisch allen Fällen. In der Literatur finden sich keine klaren Angaben zu Ursache und Zeitpunkt der

Flachrückenentstehung; dieser Punkt wird in Kapitel 14 ausführlich behandelt.

Die einzige Bezugsebene einer Rotation im Bewegungssegment ist die Wirbelkörperhinterkante, die identisch ist mit der Ebene der Wirbelbogenwurzeln. Nach dieser Vorgabe aber fehlt eine Rotation der Wirbelkörper, vielmehr gelingt es mit einer einzigen Schnittebene, die Pedikelwurzeln (Ansatzstellen der Wirbelbögen) aller skoliotischen Segmente von den Wirbelkörpern zu trennen. Dieser in der Literatur mehrfach dokumentierte Befund ist mit einer Rotation im Sinne einer Achsdrehung im Bewegungssegment und einer vermehrten Kyphose der Wirbelsäule unvereinbar (Dickson et al. 1984, Junghanns und Schmorl 1968).

Rotationen begleitender Organe fehlen bei Skoliose ebenso: Rückenmarkskanal, Nervenstränge und Bänder sind normal angelegt und werden nur vergleichbar zur Rückenmuskulatur sekundär verzogen. Es finden sich ferner keine Verwachsungen an Wirbelsäule oder den Begleitstrukturen, die ein skoliotisches Fehlwachstum erklären könnten. Ein tethered cord (narbiges Fehlwachstum des Rückenmarkskanals) und alle biomechanischen Mutmaßungen zu Kontrakturen und Fehlwachstum fehlen bei Skoliose vollständig.

Für die überaus monotone Rechtsauslenkung der Skoliose im Brustbereich finden sich keine biomechanischen Gründe. Sie entsteht unabhängig von der Händigkeit und hat keine Beziehung zu einseitigen muskulären Verkrampfungen oder Bandverkürzungen. Auch die Mutmaßungen zu subtilen neuronalen Defiziten oder Entwicklungsstörungen erklären nicht, warum diese erst in der Pubertät manifest werden sollen und in keiner Weise fortschreiten. Neurodegenerative Erkrankungen dieser Art sind unbekannt, sie erweisen sich vielmehr regelmäßig als schwer, progredient und multi-organbezogen.

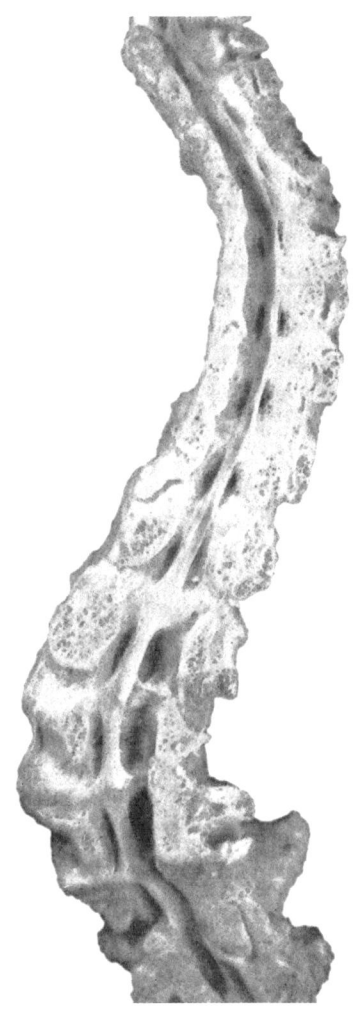

Abbildung 11.1: S-förmige Skoliose der BWS und LWS von hinten, die Wirbelbögen sind über zwölf Segmente entfernt, das Längsband im Rückenmarkskanal ist sichtbar.

Die Entfernung der Wirbelbögen gelingt mit einer einzigen Schnittebene, dies ist mit einer Rotation und einer Kyphose im Sinne einer Achsdrehung und einer Vorneigung unvereinbar.

Der Eindruck einer Rotation entsteht durch das unterschiedliche Wachstum der linken und der rechten WK-Hälften (siehe Abb. 10.1 und 10.2) in den Skoliosesegmenten. Das Ergebnis ist eine Verziehung oder Torsion, aber keine Rotation. Auch die Begleitstrukturen der Gefäße und des Wirbelkanals zeigen keine Rotation. An den Wirbelkörpern findet sich keine Struktur, die eine Rotation erzeugen könnte. Nur die nach hinten gerichteten Fugen der Rippen führen konvexseitig zu einer Rotation des Brustkorbs, den Rippenbuckel.

Auch die Bandscheiben verändern sich durch das einseitige Wachstum keilförmig und verstärken die Fehlform der Wirbelsäule.

Nach der Definition von Nash und Moe soll eine Rotation vorliegen, wenn sich im anterior-posterior-Röntgenbild (ap-Projektion) die Seitenkanten der Wirbelkörper und die Bogenwurzeln nicht symmetrisch übereinander projizieren (Heisel 2003). Der Eindruck entsteht als Folge des asymmetrischen Wachstums der Wirbelkörper, die ursprünglich gerade verlaufende mittige Pfeilebene des Wirbelkörpers wird zur Konkavseite verkrümmt (siehe Abb. 10.1 und 11.3). Die Ebene der Wirbelkörperhinterkanten bleibt aber unverändert. Eine Rotation entstünde, wenn sich seitlich und vorne eine Keilform ausprägen würde, dann wäre auch der Begriff der Kyphose mit Rotation berechtigt. Es wurde beobachtet, „dass sogar bei nicht-skoliotischen Kontrollpersonen eine gewisse Wirbelkörperasymmetrie existiert ... keine direkte Korrelation war zu finden zwischen dem Grad der Asymmetrie, der Größe des COBB-Winkels und dem Ausmaß der Rotation am Kurvenapex (Scheitel) bei moderaten bis schweren AIS-Kurven" (Schlösser et al. 2017). Die Autoren bestätigen bei genauen Vermessungen der Wirbelkörperdimensionen ineinander übergehende Veränderungen, die der Definition der Skoliose nach COBB nicht gehorchen. Einmal mehr aber verwechseln sie die Wirbelkörperverformung mit einer Rotation, deren Ursache in einer funktionellen Minderwertigkeit der Bandscheiben vermutet wird.

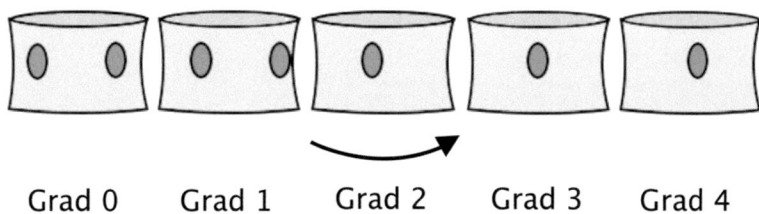

Grad 0   Grad 1   Grad 2   Grad 3   Grad 4

Abbildung 11.2: Bestimmung der Wirbelkörperrotation nach NASH und MOE. Die WK-Seitenkanten und die Bogenwurzeln (oval) werden in Beziehung gesetzt, deren Auswandern als Rotation beschrieben. Begrifflich werden Rotation und Verziehung der Wirbelkörper gleich gesetzt, eine Rotation hätte aber eine Achsdrehung des gesamten Bewegungssegmentes zur Folge - dies ist aber nicht der Fall.

Auch weitere in der Literatur beschriebene Parameter, die eine Rotation beschreiben sollen, vermessen einzig Torsionen der Wirbelkörper, also deren Verziehung (Lam et al. 2008). Die allseits in der Orthopädie akzeptierte Definition einer Rotation nach NASH und MOE bezieht sich auf die Projektion der Bogenwurzeln und die

Wirbelkörperseitenkanten. Sobald sich diese im Röntgenbild nicht mehr übereinander abbilden soll eine Rotation vorliegen. In Wirklichkeit beschreiben sie eine Verziehung oder Verwindung (Torsion) der Wirbelkörper, welche durch das seitenunterschiedliche Wachstum entsteht. Auch die übrigen Strukturen der Wirbelsäule (Nerven, Gefäße, Wirbelkanal) erfahren keine Rotation (Lloyd-Roberts et al. 1978).

Bei einer echten Rotation im Scheitel der Skoliose könnte der Kopf nur gerade gehalten werden, wenn eine Gegenrotation vorläge. Dies ist aber nicht der Fall, der Kopf steht immer zwanglos gerade. Eine Rotation sollte auch das Sternum (Brustbein) verschieben; auch dies ist nicht der Fall, es steht auch bei ausgeprägten Verformungen in aller Regel mittig. Eine Rotation müsste schließlich auch die Pedikelwurzeln in Frontalansicht perspektivisch verkürzen. Dies trifft nicht zu, unbeeindruckt von der Schwere einer Skoliose projizieren sich die Pedikelwurzeln harmonisch und in gleichem Abstand, wie bei einer geraden Wirbelsäule.

Der Begriff der Kyphoskoliose ist falsch, „alle idiopathischen Skoliosen erweisen sich als Lordoskoliosen. Die offensichtliche „Kyphose" bei Skoliose ist Folge der Rotation und unserer Unfähigkeit ein Konzept zu bieten zur dreidimensionalen Verformung der Wirbelsäule" (Rinski, Gamble 1988). Auch hier kleben die Autoren begrifflich an einer Wirbelsäulenrotation, die es nicht gibt. Der Begriff der Kyphoskliose sollte nicht mehr verwendet werden, da er nur Verwirrung stiftet.

Der Eindruck einer Kyphose entsteht durch die Anatomie der beiden Rippenwachstumsfugen, deren Schub nach hinten geht. Der Rippenknick (Buckel) ist Folge der Anhaftung an das Brustbein, das in das Fehlwachstum der Wirbelsäule nicht einbezogen ist. Die auffallend deformierte rechte Seite ist also die mit dem „normalen" Wachstum.

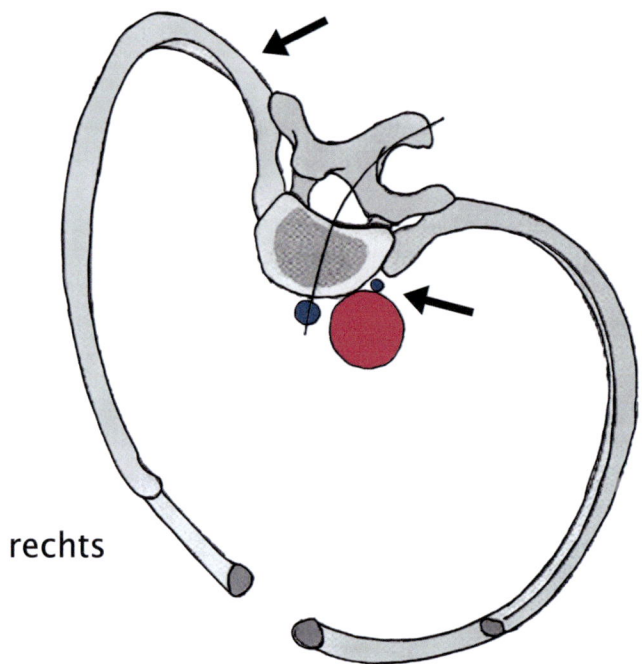

rechts

Abbildung 11.3: Wirbelkörper und Rippen bei Skoliose.
Der schwarze Pfeil deutet auf den Rippenbuckel der rechten Seite. Der
Wachstumsschub rechts geht nach hinten und seitlich, so entsteht die
Buckelbildung bei Skoliose.
Der Wirbelkanal ist dreieckig verändert, da die linke WK-Hälfte und der
Bogen früh das Wachstum einstellen. Die Dornfortsätze weisen nach
links, die ursprünglich gerade Pfeilnaht durch Wirbelkörper und
Wirbelbogen wird gekrümmt.
Die Aorta (rot) wandert nach hinten links (Pfeil), die Vena hemiazygos
(blau) wird vor das Rippenköpfchen gepresst.

Nur selten wird in der Literatur das Konzept der Rotation in Frage
gestellt. Bei Vergleich von Patienten nach posteriorer spinaler Fusion
ohne Costoplastie (Operation von hinten ohne Rippenkorrektur) fand
sich nach unterschiedlichen Operationstechniken
(Pedikelschraubensystem, Hybridsystem und Harringtonstäbe) in
allen Fällen eine Verbesserung des Rippenindex (RI) als Marker des

Korrekturerfolges. Allerdings ergab sich postoperativ kein Unterschied der gemessenen Rotation, wie von den Autoren prognostisch erwartet. Sie führen aus, „dass die Rippenbuckeldeformität nicht nur von der Wirbelsäulendeformität herrührt, wie weithin angenommen, sondern dass sich diese vielmehr wesentlich von der Thoraxdeformität (Rippenasymmetrie) ableitet. Aus den Ergebnissen dieser Studie ergibt sich, dass die Skoliogenität (das skolioseerzeugende Prinzip) offen für eine Diskussion ist. Diese Ergebnisse und frühere Forschung auf dem Gebiet ... stellen die Frage „folgt der Thorax der Wirbelsäulendeformität oder umgekehrt?" und mündet in der gegenteiligen Annahme" (Igoumenou 2017). Wiederum werden Begrifflichkeit und Art der Verformung nicht klar unterschieden: die für die Skoliose maßgeblichen seitlichen Wachstumsfugen der Wirbelkörper sorgen nur für einen Höhengewinn, mit einer zweidimensionalen, rein seitlichen Verformung. Die fast senkrecht dazu stehenden Fugen der Rippen und deren Wachstum werden übersehen – dies führt zu ständigen Begriffsverwirrungen.

An den Wirbelkörpern existiert keine Struktur, die eine Rotation des gesamten Bewegungssegmentes verursachen könnte!

Die nach hinten-seitlich orientierten Wachstumsfugen der Rippen erzeugen eine konvexseitige Spreizung des Brustkorbes, den Rippenbuckel; dies ist die einzige als Rotation anzusprechende Veränderung bei Skoliose. Wachstum von Wirbelsäule und Brustkorb müssen daher getrennt betrachtet werden.

Die offenkundige Asymmetrie des Wirbelkanals ist Folge des normalen Bogenwachstums der Konvexseite, analog zum Wachstum der Rippen, der Schub geht alleine nach hinten. Die Wachstumsfugen der Rippen an Wirbelkörper und Querfortsatz sorgen für einen Längengewinn, d.h. eine Zunahme des Umfanges des Brustkorbes. Für das Dickenwachstum der Rippen ist das Periost (Knochenhaut) verantwortlich; dies ist die einzige „Wachstumszone" des Knochens, die lebenslang erhalten bleibt.

FAZIT

Die AIS zeigt sich zu ca. 90% nach rechts ausladend an der Brustwirbelsäule in Verbindung mit einem Flachrücken. Gegenschwingungen der LWS sind möglich, gelegentlich findet sich dort auch die Hauptschwingung. Verformungen der Halswirbelsäule gehören nicht zum Bild der idiopathischen Skoliose. Eine Kyphose (Biegung nach vorne) fehlt, ebenso eine Rotation, eine Achsdrehung des gesamten Bewegungssegmentes gibt es nicht. Die Verformung der Wirbelsäule ist daher zweidimensional, die des Brustkorbes dreidimensional, da die Wachstumsfugen der Rippen fast senkrecht zu denen des Wirbelkörpers stehen und auf der Konvexseite einen Schub nach hinten erzeugen, den Rippenbuckel.

Idiopathische Skoliosen erscheinen „harmonisch" , d. h. sie gehen ohne Übergang von einem Segment zum anderen über mit mehr oder weniger großbogigen Schwingungen in S-Form bei gegensinnigen und C-Form bei gleichsinnigen Schwingungen. Die Wirbelkörper sind ursprünglich normal angelegt, dies unterscheidet sie von den nicht idiopathischen Skolioseformen, die mit Fehlbildungen der Wirbel und mit kurzbogigen Knickbildungen einhergehen.

12. ENTSTEHUNG UND BEDEUTUNG DES FLACHRÜCKENS

Wie entsteht der Flachrücken und warum erst in der (Früh-)Pubertät? Warum ist er für die Skolioseentstehung so wichtig? Warum sind Mädchen häufiger betroffen?

Die Ursache eines Flachrückens mit Hypokyphose oder Lordose (Vorneigung wie an der Lendenwirbelsäule) an der Brustwirbelsäule gilt als unbekannt. Den Flachrücken erkennt man von der Seite, er geht praktisch immer mit einer Flachform des Brustkorbes einher, da die Rippen auffallend nach unten gerichtet sind. Bei der normalen Kyphose der Brustwirbelsäule stehen die Rippen horizontaler, der Brutkorb ist tiefer.

Bei Flachrücken soll in 75 % der AIS-Fälle eine Lordose vorliegen, in 24 % ein Flachrücken und nur in einem Prozent eine Kyphose (Dickson et al. 1984). Diskutiert wird eine asynchrone Wachstumstendenz der Wachstumsfugen von Wirbelkörper und Bogenapparat. Das verstärkte Wachstum der vorderen Abschnitte der Wachstumsfugen richtet die Wirbelsäule auf mit Flachrücken/ Lordose. Wachsen die Fugen des Wirbelbogens dagegen verstärkt, resultiert eine Hyperkyphose, welche den Brustkorb abrundet. Flachformen des Brustkorbes finden sich bevorzugt bei Mädchen, rundliche dagegen eher bei Jungen.

Eine genetische Ursache des Flachrückens scheidet praktisch aus, ein „Flachrücken-Gen" gibt es nicht. Dies gilt auch für alle weiteren Merkmale der idiopathischen Skoliose, siehe Kapitel 13 und 14. Gesicherte genetische Erkrankungen des Skeletts sind nicht nur ausgesprochen selten, sondern überaus komplex und progredient (Osteogenesis imperfecta, Arthrogryphosis ...) mit bizarren Symptomen.

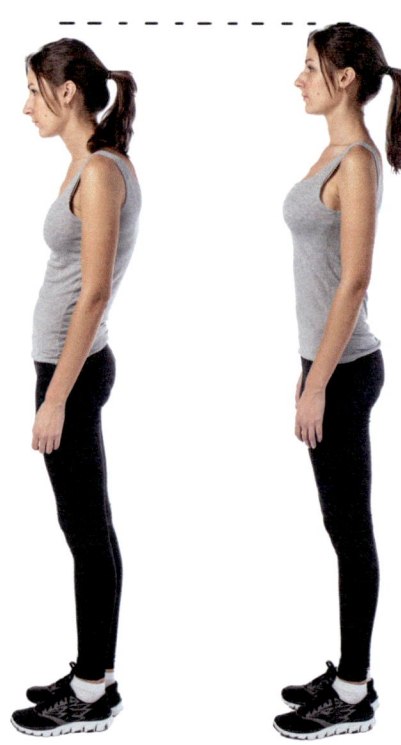

Abbildung 12:
Demonstrativ „schlechte" und
aufrechte Haltung der
Wirbelsäule.
Wichtig dabei ist der
Höhengewinn von mehreren
Zentimetern durch die
Aufrichtung. Bei Flachrücken
ist die Aufrichtung fixiert und
kann nicht willentlich
aufgehoben werden, wie hier
im Bild, da sich die
Wirbelkörper keilförmig
verformen.
Der Längengewinn beträgt je
nach Zahl der betroffenen
Segmente durchschnittlich vier
bis sechs Zentimeter.
Der Längengewinn ist
Grundlage des bei
Skolioseträgern oft auffallend
niedrigen BMI (Body Mass
Index): der Quotient von
Körpergewicht und
Körperlänge im Quadrat.
Eine genetische Ursache für
die Bildung eines
Flachrückens und des
niedrigeren BMI entfällt.

Es gibt in der Literatur keine Hinweise, dass im Kindesalter Flachformen der Brustwirbelsäule gehäuft auftreten, die sich in der Pubertät schließlich zur AIS auswachsen. Alle Quellen stimmen überein, dass Träger der AIS im Kindesalter eine völlig unauffällige Wirbelsäulenform aufweisen. „Es trifft nicht zu, dass die üblichen Patienten mit einer rechtskonvexen Adoleszentenskoliose größtenteils schon als Säuglinge wegen einer linkskonvexen

Rückgratverkrümmung therapiert worden wären, oder ... eine rechtskonvexe Säuglingsskoliose unerkannt bis in die Adoleszenz hinein konserviert hätten". Studien belegen, dass unmittelbar vor Skoliosebeginn oft ein starker Wachstumsschub stattfindet, „die meisten Skoliosen ... beginnen ganz am Anfang der puberalen Phase. ...Das Längenwachstum geht nur teilweise mit dem Knochenalter konform" (alle Zitate nach Mau 1982). Der Autor fährt fort, dass sich die Wirbelsäule zuerst auffallend früh streckt, „der Längengewinn des Pubertätswachstumsschubs scheint zum großen Teil unabhängig von dem früheren Längenwachstum zu sein". Dies ist am ehesten zu verstehen als die Umschreibung für die vermehrte Streckung der Brustwirbelsäule, die als Längengewinn wahrgenommen wird (Crijns et al. 2018; Abb 12); erst danach entsteht die Seitverbiegung der Wirbelsäule.

Leider finden sich in der Literatur zu dieser wichtigen Entwicklungsphase der Wirbelsäule kaum brauchbare Beschreibungen. Von besonderer Bedeutung ist, dass sich die Streckung der Brustwirbelsäule offenbar sehr früh einstellt, um drei bis vier Jahre früher als für die AIS allgemein angenommen wird - darauf hat Mau bereits hingewiesen. Dies hat bedeutende Auswirkungen auf die strategische Ausrichtung eines Screenings, das die Flachrückenbildung einzubeziehen hat. Nur dann kann von einem Screening ein präventiver Effekt erwartet werden. Dies haben die Australier richtig erfasst und empfehlen ein Skoliosescreening für Mädchen bereits im siebten Lebensjahr (Scoliosis Australia 2020).

Was führt zur Streckung der Brustwirbelsäule gerade in der frühen Pubertät?

In der Schlaflage auf dem Rücken werden die vorderen Abschnitte der Wirbelkörper gestreckt, zugleich ist die Nacht die Zeit des maximalen Knochenwachstums. Durch das Vascular Pruning mit Reduktion des Gefäßbettes in der Frühpubertät – um das siebte bis achte Lebensjahr - werden lokale Druck- und Zugeinwirkungen nicht mehr vom Gefäßbett ausgeglichen, die Wachstumsfugen reagieren darauf unmittelbar. Zug bewirkt an den Fugen ein verstärktes Längenwachstum, Druck bewirkt das Gegenteil. Diese Zusammenhänge werden in der Orthopädie regelmäßig als Folge der Biomechanik gedeutet und sind als Hueter-Volkmann´sches Gesetz bekannt. Vorderes Längenwachstum und Hemmung der Wachstumsfugen auf der Seite der Aorta sind somit zwei Seiten derselben Medaille. Beim Kind werden die Druckveränderungen in den Knochengefäßen noch über das embryonale Gefäßbett gepuffert, die Schlafposition auf dem Rücken ist in dieser Zeit daher unschädlich. Die Flachform der Brustwirbelsäule kippt die Rippen nach unten, der Brustkorb wird flach, die Brustkorblängsachse wird verkürzt.

Damit können die komplexen Skelettveränderungen der AIS mit Flachrücken, Flachform des Brustkorbes und einseitige Fehlfunktion der Wachstumsfugen aus demselben Gefäßreifungsprozess in der Frühpubertät - dem Vascular Pruning - abgeleitet werden.

Unter Zugrundelegung dieser Überlegungen entsteht die Skoliose in zwei Schritten, die kurz aufeinander erfolgen und oft der Beobachtung entgehen: zuerst die Streckung der Brustwirbelsäule (vorderes Wachstum), die nach vorne wandert (Bohnenform des Brustkorbes) und damit die Längsachse des Brustkorbes verkürzt. Damit wandert die Aorta nach hinten und presst die Vena hemiazygos vor die Rippenköpfchen, der Venenblutfluss wird behindert, die Wachstumsfugen stellen einseitig ihre Funktion ein. In das verstärkte Längenwachstum der vorderen Abschnitte der Brustwirbelkörper sind die anderen Strukturen (Brustbein, Halswirbelsäule) nicht einbezogen (Schlösser et al. 2016), siehe Kapitel 19 und FAQs.

Untersuchungen belegen, dass sich eine lineare Beziehung zwischen Flachrücken/Lordose der Brustwirbelsäule und Dorsalausrichtung der Aorta findet (Sevastik et al. 1996). In schweren Fällen reicht die Aorta bis an die Rippenköpfchen. Axiale MRT-Schnitte zeigen, dass die Aorta der skoliotischen Verbiegung der Wirbelsäule nachfolgt (Sucato und Duchene 2003, Abb. 8), vielfach mit Knickbildung (Kinking der Aorta). Die Wachstumsfugen fusionieren durch lokalen Druck im Venensystem, Hypoxie (Sauerstoffmangel) und Übersäuerung (Brookes und Revell 1999, Phend 2009).

Untersuchungen zur Schlafposition haben ergeben, dass ca. 15 % der Kinder auf dem Rücken schlafen und ca. 60 % auf der Seite. Von einer Bauchlage der Kinder wird übereinstimmend abgeraten, da vor allem die Halswirbelsäule überdehnt werde mit Muskelverspannungen. Mehrheitlich wird von orthopädischer und physiotherapeutischer Seite die Rückenlage empfohlen, ggf. mit einer Stützrolle unter den Knien, um die LWS-Lordose zu begradigen.

Dem muss aus Sicht der Angiologischen Theorie klar widersprochen werden. Es werden weder die verblüffenden Erfolge der Bauchlage bei frühkindlichen und Säuglingsskoliosen berücksichtigt, noch die offensichtlichen Misserfolge der Rückenlage in Liegeschalen zur Behandlung der Skoliose. Bei erzwungener Bettlägerigkeit der Kinder in Rückenlage, beispielsweise bei Lähmungen, finden sich schwere Skoliosen vom idiopathischen Typus fast zu hundert Prozent (Mau 1982, Kapitel 10 und Abb. 10.3). Offenbar ist die Geschichte der Orthopädie, die mit der Skoliosebehandlung ihren Anfang nimmt, reichlich unbekannt, auch die leidvollen Erfahrungen mit der falschen Schlaflage der Säuglinge und Kinder haben offenbar keinen Eingang in den Wissensschatz der Experten gefunden.

Schließlich sind auch alle Empfehlungen zu einer verbesserten Sitz- und Ruheposition, strafferen Haltung im Gehen usw. zwecklos, da die Skoliose nicht auf einem Muskel- oder Haltungsproblem beruht und durch Haltungskorrektur von außen auch nicht zu beheben ist. Wäre dies so, dürften Tänzer, Gymnasten und nicht zuletzt auch Physiotherapeuten niemals Skoliosen entwickeln. Nach neueren Publikationen soll aber das Gegenteil der Fall sein: es soll eine Beziehung bestehen zu Dauer und Intensität von Balletttanz und

Häufigkeit idiopathischer Skoliosen (Watanabe 2017); siehe Kapitel 14. Welchen biomechanischen Fehlbelastungen sollen wohl Ballerinen unterliegen, dass sie so skolioseanfällig sein sollten? Empfehlungen dieser Art sind nicht mehr als pseudoplausibel und mit einem naiven Aktionismus verbunden, der auf nicht ausrottbaren biomechanischen Vorstellungen gründet.

Mit Blick auf die Skolioseentstehung ist die nächtliche Bauch- oder Bauchseitenlage vorzuziehen und die Rückenlage konsequent zu vermeiden (siehe Kapitel 18 und 19 und FAQs).

Es gilt die Venendrainage gerade in der Nacht zu erleichtern, da in dieser Zeit das hormonell gesteuerte Wachstum optimal ist. Der wirbelsäulenentlastende Effekt auf die Gefäße ist mit Schnittfilmen in Bauch- und Rückenlage dokumentiert und rationale Grundlage für diese Empfehlung; sie hat bei Säuglingen zu erstaunlichen Erfolgen geführt. Es gibt gute Gründe die Ursache der Säuglingsskoliose ebenfalls in einer Venenobstruktion zu vermuten; siehe Kapitel 18.

Der wiederholt beobachtete geringere BMI (Body Mass Index) bei Jugendlichen mit Skoliose – nicht bei Kindern – hat in der Streckung der Brustwirbelsäule zum Flachrücken ihre Ursache: die Jugendlichen erfahren einen Längengewinn von mehreren Zentimetern. Sie erscheinen daher auffallend früh größer und schlanker als Vergleichspersonen, sind aber zum Wachstumsende nicht größer als diese (Kouwenhoven, Castelein 2008). Bei einem Körpergewicht von 75 Kilogramm und einer Körperlänge von 175 oder 180 cm berechnet sich ein BMI von 24,1 bzw. von 23,1. Der niedrigere Quotient ist alleine der Körperstreckung geschuldet, im Schnitt beträgt der Längengewinn der vorderen Abschnitte der Brustwirbelsäule bei Flachrücken ca. 5 mm pro Bewegungssegment (Brink et al. 2018).

Obige Empfehlungen zur Schlafposition und zur Entwicklung des Flachrückens beruhen auf funktionellen Überlegungen, die sich von der Gefässentwicklung im Knochen ableiten. Sie bieten wichtige

Argumente auf die Schlafposition bereits im späten Kindesalter zu achten, da der skolioseerzeugende Flachrücken offenbar schleichend in der Prä- oder Frühpubertät entsteht, also um das siebte oder achte Lebensjahr. Dies wurde in der Literatur bisher kaum beachtet, der überraschende „Wachstumssprung" in der Frühpubertät ist aber am ehesten darin begründet. Die Seiten- und Bauchlage vermag den Schub des Rippenwachstums in den Thorax abzuleiten, das Brustbein wandert nach vorne, der runde Brustkorb bietet den Organen ausreichend Platz. Die Rückenlage dagegen leitet den Wachstumsschub einseitig zur Seite ab mit skoliosetypisch breitem Rücken, nach unten gekippten Rippen und flachem Längsdurchmesser des Brustkorbs, der die Organe im Brustraum nach hinten drängt. Diese Form findet sich bevorzugt bei Mädchen.

Warum sind gerade Mädchen von dem skolioseerzeugenden Flachrücken besonders betroffen?

Darauf findet sich in der Literatur keine Antwort. Eigene Befragungen deuten darauf hin, dass Mädchen ein anderes Schlafverhalten haben als Jungen: sie drehen sich erheblich seltener in der Nacht. Eine Rückenlage wird dann bedeutend länger eingenommen in der Zeit wenn das Wirbelsäulenwachstum maximal ist. Dies könnte erklären, dass adoleszente Skoliosen zwar grundsätzlich bei Jungen und Mädchen gleichverteilt sind, die schweren Verlaufsformen aber aus dem beharrlicheren Liegeverhalten der Mädchen beim Schlafen resultieren. Diese Argumente bieten erstmalig eine anatomisch-funktionelle und evolutionäre Begründung zur Prävention des Flachrückens durch die Vermeidung der Rückenlage in der Nacht.

FAZIT

Die Ursache des Flachrückens gilt als unbekannt, es gibt aber gute Gründe anzunehmen, dass der Gefäßumbau in der frühen Pubertät darauf maßgeblichen Einfluss hat, denn erst in dieser Zeit scheint der Flachrücken zu entstehen. In allen Fällen ist ein Flachrücken oder eine übermäßige Vorneigung der Brustwirbelsäule (Lordose) eine wesentliche Voraussetzung der Skoliose, da es im Brustkorb eng wird und die Aorta den Venenfluss bedrängt. Die Achillesferse der Skoliose ist die Kreuzung der Wirbelsäulenvenen vor dem achten Wirbelkörper – an dieser Stelle kollidiert das Hochdruck- und das Niederdruckgefäßsystem im Brustraum. Genau an dieser Stelle finden sich auch am häufigsten der Skoliosescheitel (ca. 90%) und die maximale Verziehung der Wirbelkörper. Aus den leidvollen Erfahrungen mit der Rückenlage in der Vergangenheit und der von der Angiologischen Theorie abzuleitenden Entstehung des Flachrückens leitet sich die präventive Empfehlung zur Bauchlage oder Bauchseitenlage in der Nacht konsequent ab.

Eine wirksame Prävention muss dabei früh beginnen, da die entscheidenden Gefäßveränderungen bereits um das siebte Lebensjahr ihren Anfang nehmen. Dies muss bei einer Diskussion zu Zweck und Wert eines Skoliosescreenings unbedingt beachtet werden.

13. GENOMWEITE ASSOZIATIONSSTUDIEN (GWAS) ZUR IDIOPATHISCHEN SKOLIOSE

Was trägt die Genetische Forschung zum Skolioseproblem bei? Welches ist der Erbgang, welches sind die Gene? Welche Fehler machen die Genetiker in den Studien?

Die nachfolgenden Ausführungen zu der in der Literatur eifrig diskutierten Beziehung von Genetik und idiopathischer Skoliose werden hier breiter behandelt, wenngleich die Ergebnisse ernüchternd ausfallen und keinen einzigen überzeugenden Beleg für eine Erblichkeit der Skoliose bieten. Dies gilt ohne Unterschied für Zwillingsuntersuchungen und insbesondere auch für „Skoliosefamilien", für die Studien von brauchbarer Datenqualität nicht vorliegen. Hier sind grundsätzliche methodenkritische Anmerkungen erforderlich, welche sich in den Fachpublikationen der Genetiker nicht finden.

Allgemein finden sich genetische Erkrankungen mit autosomal dominanter Übertragung mit einer Häufigkeit im Promillebereich in der Bevölkerung; gleiches gilt für X-chromosomal vererbbare Leiden. Rezessiv übertragene Erkrankungen, dazu zählen fast alle Stoffwechseldefekte, finden sich mit einer Gesamthäufigkeit von ca. 2,5% in der Bevölkerung, dabei ist die Mukoviszidose in der umfangreichen Liste mit 0,5 Promille noch die häufigste (Murken, Cleve 1979). Erkrankungen mit klar definierbaren erblichen Ursachen scheiden daher alleine mit Blick auf die geringe Häufigkeit praktisch aus.

Multifaktorielle (polygene) Erkrankungen finden sich wohl häufiger (z.B. die Volkskrankheiten Diabetes, Hypertonie, Fettstoffwechselerkrankungen ...), weisen aber hinsichtlich der Erkrankungsbilder und der vielfältigen Verläufe erhebliche Varianzen über alle Gruppen und Altersstufen der Bevölkerung hinweg.

Skoliosen können als Begleitsymptom bei einer Reihe komplexer Syndrome auftreten, ganz überwiegend in idiopathischer Form, was zu Verwirrungen Anlass gibt, wie wir noch sehen werden. Hohe Raten von Skoliosen finden sich bei Eingeweidebrüchen des Zwerchfells (59%), bei angeborenen Herzfehlern mit Organvergrößerung (27,5 %), bei Herzfehlern mit Zyanose (6%) und bei Nierenerkrankungen mit Organvergrößerung des Nierenbeckens und des Harnleiters. In allen Fällen gehen die Autoren von spontanen Erkrankungen aus, ohne auffällige Beziehungen zu Erbkrankheiten (Einzelheiten und Literatur in Mau 1982). Der gemeinsame Nenner dieser Krankheitsbilder ist die jeweilige Organvergrößerung oder Obstruktion durch Eingeweidebrüche, welche die Venendrainage behindert.

Ein aktuelles systematisches Review zu hormonellen und genetischen Veränderungen bei der adoleszenten Skoliose findet keine reproduzierbaren Assoziationen zu Störungen des Hormonsystems (Melatonin, Östrogene), biochemischen Botenstoffen (Calmodulin, Metalloproteinasen, Tumornekrosefaktor, Vitamin D-Rezeptoren, Interleukine ...) oder Veränderungen von Genloki. Regelmäßig finden Wiederholungsstudien nicht die behaupteten Zusammenhänge, oder neue, bisher nicht beschriebene Zusammenhänge, die Studien sind in ihrer Gesamtheit spektakulär ergebnislos (Basindwah 2019).

Epidemiologische Studien werden, soweit möglich, für Datenerheber und Auswerter „verblindet", um Effekte durch vorgefasste Meinungen, suggestive Befragungen oder hypothesenkonforme Auswertestrategien auszuschließen. Soweit möglich werden für Studien neben den Merkmalsträgern (Fälle) nach Möglichkeit gleich mehrere Kontrollgruppen nach unterschiedlichen Erfassungskriterien herangezogen. So sollen systematische Verfälschungen des Datenkörpers vermieden werden. In der Logik werden Scheinassoziationen als „Ökologischer Trugschluss" bezeichnet; das bekannteste Beispiel dazu ist die Scheinassoziation von Geburten in einer Region und das Auftreten von Störchen in derselben. In der

Epidemiologie wird zumeist von Bias gesprochen, einer systematischen und oftmals unbemerkten Beeinflussung der Daten durch alternative Einflüsse.

Wesentlich für die Fehleinschätzung zur Rolle der Genetik in der Skolioseforschung ist die Definition der Skoliose ab einer Seitausbiegung von mindestens 10 Winkelgraden – danach finden sich Skoliosen im Prozentbereich – eine erbliche Ursache ist dann vielleicht nicht ganz auszuschließen. Wenn man dagegen die überaus häufigen skoliosetypischen Minderformen in der Bevölkerung einbezieht, stellt sich die Frage einer genetischen Ursache der Skoliose nicht mehr – wenn fast alle Menschen skoliosetypische Veränderungen aufweisen, ist die Frage nach einer erblichen Ursache banal. Die gerade nicht zufälligen und nach Form und Zeitverlauf systematischen Veränderungen der idiopathischen Skoliose werden bisher in der Orthopädie zugunsten biomechanischer Spekulationen übersehen. „Die Autoren einer kritischen Studie zur Epidemiologie der Skoliose betonen, „dass die heutigen Daten zur Genetik der idiopathischen Skoliose die Ätiologie nicht erklären und auch nicht brauchbar sind zur Bestimmung der Prognose der Erkrankung" (Gorman, Moreau 2012).

Genomweite Assoziationsstudien (GWAS) sind zur Zeit die beliebteste Methode, um bei Durchforstung des gesamten Genoms auffällige Häufungen zu einem Merkmal aufzudecken. Es sei auf die Ausführungen des Genetikers Ikegawa verwiesen, der in Assoziationsstudien in Japan drei statistisch signifikante Genloki fand, welche zusammen noch immer weniger als 2% der phänotypischen Gesamtvarianz (Häufigkeitsverteilung „idiopathischer" Skoliosen) der AIS erklären. „Nach allem ist das Ergebnis von Assoziationsstudien nur Statistik. Wir müssen eine kausale Variante finden, wir müssen die Pathogenese der AIS durch funktionelle Studien klären. Wir müssen Statistik in Biologie verwandeln und Biologie in Medizin" (Ikegawa 2016).

In einer aktuellen genomweiten Assoziationsstudie (GWAS) haben die japanischen Autoren – darunter auch Ikegawa - fast achtzigtausend (!) Personen in einer Metaanalyse zusammengefasst und zwanzig Genloki gefunden, die zusammen nur 4,6 % der phänotypischen Varianz der AIS erklären. Sie schließen daraus, dass die Ätiologie und Pathogenese der AIS heterogen und multifaktoriell sei. Wiederum ließ sich in dem riesigen Kollektiv kein spezifischer Erbpfad identifizieren, es sollen aber viele verschiedene Organe und Gewebe am Skolioseprozess beteiligt sein, wie Herzmuskel, Bindegewebe, Nierengewebe und Zentralnervensystem (Kou et al. 2019). Solche Assoziationen zu vielfältigen Organerkrankungen mit Skoliosen lassen allerdings vermuten, dass das Kollektiv mit zahlreichen phänotypisch (dem Erscheinen nach) idiopathischen Skoliosen bei komplexen Syndromen kontaminiert ist (Ehlers-Danlos, Di-George, Marfan, Neurofibromatosen ...), Fälle also, die nicht in das Kollektiv der AIS gehören. „Syndrom-Skoliosen" produzieren dann Assoziationen im GWAS-Datensatz, die irrtümlich der AIS als ursächlich zugeschrieben werden. Dies ist ein Klassiker in der Epidemiologie mit falschen Assoziationen, die als „Fehlattributionen" (Fehlzuweisungen) bezeichnet werden – ein typischer Fall von Bias.

Wie kommt es zur offenbar unbemerkten Vermischung der Kollektive?

Der Grund ist, dass die Mehrzahl der Skoliosen bei komplexen Syndromen ebenfalls das Bild der idiopathischen Skoliose bieten, hier sprechen die Forscher zurecht nur von einer phänotypischen Varianz. Solche Wirbelsäulenverformungen folgen aber dem immer gleichen Prinzip der Venenobstruktion (Verlegung) durch Organvergrößerung (Herz, Aorta, Speiseröhre, Rückenmark ...); sie sind also Beiprodukt ganz anderer Erkrankungen und gerade nicht ursächlich genetisch bedingt.

Mit anderen Worten: es werden unbemerkt Phänotyp (dem Erscheinen nach „idiopathische" Skoliosen) und Genotyp (genetische Ursache von Syndromfällen) miteinander vermischt. Der Falscheintrag solcher Fälle in das Kollektiv führt zu einem bunten Bild genetischer Assoziationen, die in einem reintönigen AIS-Kollektiv (idiopathische Skoliosen ohne Begleitveränderungen) nichts zu suchen haben. Tatsächlich sind gerade diese phänotypisch idiopathischen „Syndromskoliosen" ein starkes Argument gegen irgendeine genetische Ursache. Oder anders formuliert: egal welche genetische Ursache irgendein Syndrom mit Skoliose auch hat, die begleitenden Skoliosen sehen fast immer gleich aus.

Die Genetiker sehen sich mit der unbemerkten Aufnahme von Syndromen mit Begleitskoliosen in das Untersuchungskollektiv dagegen in der Überzeugung einer überaus komplexen genetischen Ursache der AIS bestätigt. Je nach Kontaminationen im Kollektiv finden sich dann Assoziationen, die mal bestätigt werden oder mal ganz neu auftreten unter der unerschütterlichen Prämisse genetischer Mechanismen. Verunreinigungen im Promillebereich des Kollektivs sind dafür ausreichend - im obigen Beispiel der Studie von Kou et al. von 2019 - Gleichverteilung vorausgesetzt - sind es ca. zwei Promille, oder um die hundert Personen, die fehlattribuiert, d. h. falsch zugewiesen sind. Diese Fälle haben in einem korrekt erfassten AIS-Kollektiv aber nichts zu suchen.

Was machen die Genetiker daraus?

„Die vorliegende Übersicht bestätigt das Verständnis der Idiopathischen Skoliose (IS) als eine komplexe Erkrankung mit einem polygenetischen Hintergrund. IS ist vermutlich ein Spektrum genetischer Risikovarianten von sehr selten oder Einzelfall zu sehr häufig in der Bevölkerung. Der Risikoeffekt der Varianten dürfte in der Praxis von sehr schwer bis sehr mild oder nicht feststellbar rangieren" (Grauers 2016). Interpretationen dieser Art immunisieren gegen jede Kritik, weil alle denkbaren Möglichkeiten zugelassen werden, zugleich verschwindet jedes greifbare Verständnis im Nebel.

Diese Beschreibung passt zu komplexen Syndromen, nicht aber zur AIS, die gerade monosymptomatisch mit „harmonischer" Wirbelsäulenverformung, normaler Knochenstruktur und fehlender Progredienz nach Wachstumsende einher geht. Skoliosen bei kongenitalen (ab Geburt bestehenden) Erbmerkmalen gehen dagegen immer auch mit ausgeprägten biochemischen und biomechanischen Veränderungen einher, die diesen eine Sonderstellung verleiht. Vielfach können solche Patienten nicht einmal eigenständig sitzen. Bei Dyschondroplasien finden sich z. B. Keil-, Platt- und Halbwirbel, bei Osteogenesis sog. Glasknochen mit einer Unzahl von Frakturen, bei Marmorknochenkrankheit sind es Kastenwirbel und Knochenbrüche und so weiter. Mit anderen Worten: kein einziges der Merkmale der idiopathischen Skoliosen lässt an eine bekannte genetische Assoziation denken.

Schließlich bestätigen die Autoren eine bereits früher gefundene negative Assoziation von AIS und BMI (Body Mass Index): Jugendliche (Adoleszente) mit Skoliosen haben einen geringeren BMI als Nicht-Skolioseträger. Die Autoren ersparen uns eine genetische Interpretation, die Erklärung ist einfach: der BMI ist definiert als Quotient aus Körpergewicht und Körperlänge – die durch Flachrücken gewonnene Körperlänge steht im Quadrat im Nenner und vermindert den BMI-Quotienten (siehe Kapitel 12).

Was also lehren uns solche Studien zur Ursache der AIS wirklich? Sie lehren uns, dass falsche Denkgewohnheiten und notorische Fehlinterpretationen auch bei den Koryphäen der Wissenschaft überaus resistent sind.

FAZIT

Der lange schon behauptete Zusammenhang von Genetik und Skoliose („Skoliosefamilien", hohes Skolioserisiko bei Verwandten ersten Grades) wird von Studien bis in die jüngste Zeit nicht gestützt. Es gibt keinen gesicherten oder bekannten Erbweg, keine reproduzierbaren Gene oder Genvarianten, kein genetisches Modell das uns erklärt, warum die Wachstumsdynamik der AIS streng auf die Pubertät begrenzt ist und auffallend monoton und monosymptomatisch verläuft. Genetische Modelle zu einer isoliert auf das Wirbelsäulenwachstum begrenzten Symptomatik mit einem Zeitfenster, das sich ausschließlich auf die Pubertät beschränkt, sind unbekannt. Die Studien sind bis in jüngste Zeit methodisch angreifbar mit wissenschaftlich nicht kontrollierten Daten und Vermischungen von Studiengruppen, die in einer Untersuchung zur idiopathischen Skoliose zu fehlerhaften Ergebnissen führen müssen.

14. ZWILLINGS- UND FAMILIENSTUDIEN ZUR IDIOPATHISCHEN SKOLIOSE

Was sagen Zwillings- und Familienstudien zur Erblichkeit? Warum sind die Ergebnisse so unterschiedlich? Welche Einsichten bietet die Genetik?

Die systematische Untersuchung an Zwillingen wurde begründet durch Francis Galton dessen Werk „Die Geschichte der Zwillinge als Prüfstein der Kräfte von Anlage und Umwelt" 1875 erschien. Zwillingsstudien haben in der humangenetischen Ursachenforschung von Erkrankungen seither einen festen Stellenwert, da hohe Konkordanzen (Übereinstimmungen) von Krankheitsmerkmalen bei monozygoten und dizygoten (MZ und DZ, d.h. eineiigen und zweieiigen) Zwillingen auf kausale genetische Ursachen hinweisen können. Monozygote Zwillinge weisen dabei praktisch immer höhere Konkordanzen in allen Merkmalen auf als dizygote, dies ist aber auch nicht anders zu erwarten, da prinzipiell eine völlige genetische Übereinstimmung vorliegt. Isoliert betrachtet sind sie kein Beweis für genetische Zusammenhänge, eine Kausalität im wissenschaftlichen Sinne kann durch solche Assoziationen alleine nicht begründet werden.

In einer frühen Zwillingsstudie fand bereits Fisher und Autoren höhere Übereinstimmungen an monozygoten Zwillingen, aber auch an diesen ließen sich signifikante Unterschiede nachweisen nach Schwere, Seitauslenkung und Muster der Skoliosekurven. Bei gegengeschlechtlichen Zwillingen waren die Skolioseverformungen der Mädchen in der Regel schwerer als beim männlichen Partner. Die Autoren folgern, dass Umgebungsfaktoren, insbesondere mütterliche Einflüsse, die vermuteten genetischen Einflüsse überlagerten (Fisher et al. 1967).

Neuere Zwillingsstudien finden sehr unterschiedliche Konkordanzraten, die sich bei MZ (eineiigen Zwillingen) und DZ (zweieiigen Zwillingen) zwischen 0,92 und 0,73 und zwischen 0,13-0,10 (Zwillingsregister in Dänemark und Schweden) bewegen (Übersicht in Burwell et al. 2011). Hohe Konkordanzraten von 0,80 und darüber lassen an kausale Beziehungen denken, solche unter 0,30 schließen einen Zusammenhang eher aus. Die auffallend großen Konkordanzunterschiede in der Literatur lassen auf erhebliche methodische und definitorische Probleme schließen. Insbesondere die Daten der nationalen Zwillingsregister in Dänemark und Schweden mit einer Vollerfassung der Zwillingsgeburten lassen Zusammenhänge vermissen. Diese Daten dürften aber die zuverlässigsten sein in der gesamten Literatur zu Zwillingsstudien. Daten aus Sammelstatistiken einzelner Studien sind wegen der vielfach unklaren oder zufälligen Aufnahmekriterien in den Datenbestand kritischer zu bewerten, als Daten systematischer Vollerfassungen, wie in Skandinavien. Konkordanzen werden definiert als vollständige Übereinstimmung in **allen** erfassten Merkmalen; ein „großzügiger" Umgang alleine mit diesem Kriterium führt zu sehr unterschiedlichen Ergebnissen.

Eine neuere Auswertung des weltweit größten Zwillingsregisters in Schweden mit ca. 85.000 Zwillingspaaren bietet Anna Grauers in ihrer Dissertation von 2015. Die Daten der Querschnittsstudie beruhen auf einem Fragebogen mit Selbstangaben zu Skoliosehäufigkeit, Skoliosen in der Familie, Rückenbeschwerden und Behandlung der Skoliose. Die paarweise Konkordanzrate der Wirbelsäulenverkrümmung   betrug 0,11 für monozygote Zwillinge (MZ) und 0,04 für dizygote (DZ). Die überraschend geringen Übereinstimmungen auch für MZ sind Folge der konsequenten und strengen Anwendung des Konkordanzbegriffes, der nach Definition eine hundertprozentige Übereinstimmung fordert. Auf den Punkt gebracht zeigen ca. 90% der monozygoten Zwillinge Unterschiede in den untersuchten Merkmalen! Die Autorin schreibt: „Wir fanden keine signifikante Differenzen weder in der Familiengeschichte zwischen Männern und Frauen noch zwischen Patienten mit juveniler oder adoleszenter idiopathischer Skoliose. ... Die Klassifikation idiopathischer Skoliosen nach Altersbeginn in juvenile (4-10 Jahre) und adoleszente Form (10-18 Jahre) erscheint künstlich" (Grauers 2015).

Kritisch zur Datenqualität in der Studie ist anzumerken, dass die Daten auf Fragebogenangaben beruht, ohne fachlich-inhaltliche Kontrolle der Skoliosemerkmale (Lage, Winkelgrade, Kombinationen ...). Die Rücklaufquote der Fragebogen betrug weniger als 50%; damit kann die Studie auch nicht als repräsentativ für das Kollektiv gelten. Nicht untersucht wurden systematische Einflüsse auf Studienverweigerer, Selektionseffekte oder Erinnerungsfehler der Studienteilnehmer; gerade hier aber verbergen sich häufig systematische Fehlerquellen (Bias), welche die Datenqualität mindern.

Die einzige signifikante Assoziation ergab sich in der Studie von Grauers für den Genlokus LBX1, für den in Sequenzierungsstudien keine potentiell schädlichen Varianten beschrieben wurden. Der Wirkmechanismus bleibt unklar. Das Odds Ratio (Risikoziffer) für eine idiopathische Skoliose beträgt 1,53, das Ergebnis ist hoch signifikant, da der Datensatz riesig ist. Die Autorin schreibt: „Zusammenfassend bestätigen wir in der aktuell umfangreichsten populationsbasierten Studie die Rolle der genetischen Disposition in der Ätiologie der idiopathischen Skoliose, wenn auch nicht in der Stärke wie zuvor gefunden", ein in der Genetik bekannter Erbmodus konnte nicht identifiziert werden. Kritisch muss dabei ergänzt werden, dass eine Risikoziffer (Odds Ratio) von 1,53 eine kausale Assoziation zur idiopathischen Skoliose nicht nahe legt; kausale Zusammenhängen liegen in der Regel deutlich über 2,0 (Risikoverdopplung) und lassen pathologische Varianten des Gens erwarten, welche die Studie aber nicht vorfand. Die beschriebenen paarweisen Konkordanzen von 0,11 für MZ und 0,04 für DZ liegen noch unter den Ergebnissen früherer Untersuchungen im Zwillingsregister und bieten Argumente, dass nennenswerte genetische Assoziationen zu jeder Form der idiopathischen Skoliose

– entgegen dem verhaltenen Optimismus der Autorin - fehlen. Dizygote Zwillinge unterscheiden sich praktisch in allen auf Konkordanz geprüften Merkmalen – das ist das pure Gegenteil von Kausalität!

Was hat es nun auf sich mit Skoliosefamilien? Wie zuverlässig mögen Daten sein, die Skoliosefälle in Familien behaupten, möglicherweise über Generationen hinweg, ohne systematische und kontrollierbare Aufzeichnungen? Handelt es sich um monotone Veränderungen, sind diese konkordant, d.h. merkmalsgleich oder heterogen und treten diese in vergleichbaren Alters- und Entwicklungsstufen auf? Sind ferner Einflüsse durch Traumen und begleitende Erkrankungen auszuschließen, etwa durch früher häufige Erkrankungen wie Rachitis oder Tuberkulose? Lange Zeit hielt man die idiopathische Skoliose für eine Spielart der Rachitis, schwere Skoliosen werden auch bei Poliomyelitis beobachtet. Würden sich nicht bei vergleichbaren Untersuchungen an anderen Familien, mit Blick auf die tatsächlich große Häufigkeit skoliotischer Verbiegungen in der Bevölkerung, vergleichbare Ergebnisse und weitere „Skoliosefamilien" in beliebiger Anzahl produzieren lassen?

Wie kann man sich ohne Rückgriff auf genetische Modelle erklären, dass die Töchter von Müttern mit Skoliosen ein ca. 1,5-faches Risiko haben sollen ebenfalls Skoliosen zu entwickeln? Diese Mütter sind sensibilisiert für die Verformung der Wirbelsäule und achten verstärkt auf solche Veränderungen auch bei ihren Kindern; schließlich soll nach Meinung der Fachleute doch unter nahen Verwandten ein genetischer Zusammenhang bestehen. Man sucht also früh den Rat der Fachleute und erzeugt damit auch Diagnosen. Bei der großen Häufung skoliotischer Verbiegungen finden sich solche Veränderungen aber häufig. Sie finden sich auch bei Kindern nicht Skoliose behafteter Mütter – aber da achtet man nicht so sehr darauf und sieht dies als schlechte Haltung an, die sich schon noch verwachsen werde. Es wird also eher nicht der Rat der Fachleute eingeholt, weitere Abklärungen mit Diagnosen oder Behandlungen erfolgen daher eher nicht. In gleicher Weise lässt sich durchdeklinieren, dass Mädchen mit einer Ballettausbildung häufiger Skoliosen aufweisen sollen; dies sogar in einer „Dosis-Wirkungsbeziehung" nach Dauer und Häufigkeit der Ballettübungen (Watanabe et al. 2017) - der klassische Fall eines ökologischen Trugschlusses; siehe Kapitel 13.

Einzelfallstudien ohne kontrollierbare Datenqualität im Rahmen systematischer Untersuchungen mögen für Hypothesenbildungen nützlich sein, als immer wieder in der Literatur zitierte „Kronzeugenstudien" für genetische Zusammenhänge taugen diese aber sicher nicht. Studien dieser Art zeugen eher von einem unkritischen Umgang mit Studienergebnissen, die scheinbar vorgefasste Überzeugungen bestätigen. Scheinassoziationen und systematisch verfälschende Einflüsse (Bias) auf die Daten sind eine stete Bedrohung für epidemiologische Studien und deren Interpretation. Sie müssen sorgfältig im Vorfeld erwogen und kontrolliert werden. Unkontrollierte Selbstangaben Erkrankter oder Erinnerungen zu familiären Vorerkrankungen sind unbrauchbar.

Auch eine neuere Studie an fünf Familien mit über mehrere Generationen dokumentierten Skoliosen identifiziert als einzige signifikante Assoziation den Faktor „Stereocilium", der für das Hören und die räumliche Orientierung zuständig sein soll. Die Autoren räumen ein, dass die Gruppe der „Ziliopathien" nach der heutigen Definition multiple Gewebe und Organsysteme betreffen, „auch mit diesen Ergebnissen bleibt die biologische Basis der Idiopathischen Skoliose nicht gut verstanden und die genetischen Bezüge bleiben unklar" (Baschal et al. 2018).

Die wissenschaftliche Literatur zur Frage genetischer Ursachen der idiopathischen Skoliose kann daher auf breiter Front nicht überzeugen. Skoliose-Gene oder Gencluster lassen sich nicht reproduzierbar bestimmen, genomweite Studien (GWAS) finden Assoziationen im Promillebereich, die vermutlich durch unbemerkte Kontaminationen des Studienkollektivs mit genetischen Syndromen entstehen. Die Assoziation zum Genlokus LBX1 bleibt dunkel, solange die Wirkweise des Gens und pathologische Varianten unbekannt sind. Alle weiteren aktuellen Untersuchungen zu Zell- und Zwischengewebsmarkern finden keine Bezüge zum klinischen Bild der idiopathischen Skoliose.

Der bei ergebnisarmen genetischen Studien beliebte Rückzug der Autoren auf eine bislang ungeklärte multivariate genetische Übertragung übersieht, dass gesicherte genetische Syndrome sehr selten sind und spektakulär folgenschwere und bizarre Verläufe präsentieren, die scheinbar wahllos multiple Organsysteme betreffen (Kusumi, Dunwoodie 2016). Zu den bekanntesten gehören das Klippel - Feil-Syndrom mit krankhaften Veränderungen der Halswirbel und sekundären Skoliosen, Kleinhirnveränderungen und Intelligenzdefekten, das Alargille - Syndrom mit komplexen Lungen- und Herzfehlern, Defekten des Nervensystems, Cholestase (Gallestau) usw. Sie unterscheiden sich klinisch und nach Zeitverlauf klar von idiopathischen Skoliosen.

Die Ergebnislosigkeit genetischer Studien zur Skoliose korrespondiert mit dem Versagen genetischer Testung zur Skolioseprogression. So wurde ein SCOLITEST mit Material aus Speichelproben generiert, der hochpräzise unterscheiden sollte zwischen progredienten und nicht progredienten Skoliosen, d.h. über die Kontroll- und Behandlungsbedürftigkeit der Skolioseträger. Allerdings ließen sich die publizierten Ergebnisse an anderen Kollektiven nicht reproduzieren, Test und Herstellerfirma verschwanden vom Markt (AETNA, 2019).

Die Erwartungen an die Möglichkeiten der Genetik werden hoffnungslos überspannt. Neuerdings wendet sich der Blick der Genetiker auf epigenetische Studien, wegen der „fehlenden Erblichkeit" in genomweiten Assoziationsstudien (GWAS) zur AIS (Ogura et al. 2018). Dies ist ein Rückzug in Raten, Epigenetik ist nicht Genetik, sondern das Bindeglied von Erbgut und Umwelt. Die Bedeutung dieses wichtigen Zweiges der Biologie wurde deutlich, nachdem das menschliche Erbgut zu Anfang des Jahrtausends vollständig entziffert war, die Genetiker sich aber mit der Frage konfrontiert sahen, was man wohl mit der Fülle der Daten anfangen könne. Konsequenterweise wurde 1999 das Human Epigenome Project aufgelegt, das die Frage der Beeinflussung genetischer Mechanismen durch Umweltfaktoren klären soll. Epigenetik ist die Untersuchung externer Einflüsse, welche die überaus starre genetische Information durch An- und Abschaltprozesse von Genen im Erbgut erst beweglich macht im Sinne adaptiver Prozesse. Aber nochmal: hier wird die Genetik durch die Hintertür verlassen und die Sicht auf Umwelteinflüsse im weiteren Sinne gerichtet.

FAZIT

Zwillingsstudien zu idiopathischen Skoliosen bieten bis heute keine schlüssigen Daten, die für eine genetische Ursache sprechen; dies gilt für sämtliche idiopathische Formen, für Ein- und Zweieiige Zwillinge und für alle Familienstudien. Auch die umfangreichsten und bestverfügbaren Daten der nationalen Zwillingsregister in Skandinavien sind mit erheblichen Einschränkungen der Datenqualität (unkontrollierte Fragebogendaten) behaftet. Die Übereinstimmungsraten zu Skoliosemerkmalen der Zwillinge sind bei korrekter Anwendung der Definition bescheiden und unterscheiden sich nicht wesentlich von Zufallstreffern. Die große Ergebnisbreite von Zwillingsstudien in der Literatur beruht maßgeblich auf methodischen Mängeln und macht diese für Betrachtungen zu Ursache und Wirkung wenig brauchbar. Konsequenterweise sind idiopathische Skoliosen bis heute nicht Gegenstand genetischer Beratungen.

15. WAS ERKLÄRT DIE ANGIOLOGISCHE THEORIE?

Skoliosemerkmale Schritt für Schritt erklärt; warum gibt es kein Skoliose-Syndrom?

Die nachfolgenden Ausführungen greifen die Merkmale der AIS auf und diskutieren sie im Lichte der Angiologischen Theorie. Eine Theorie ist dann erklärungskräftig, wenn sie vollständig und ohne Rekurs auf weitere Annahmen oder Konstrukte auskommt, die Argumente müssen geradlinig und lückenlos aufeinander folgen, denen bekannte und wissenschaftlich reproduzierbare Prozesse zugrunde liegen.

Die Diskussion bezieht sich in erster Linie auf die Ätiologie und die Pathogenese der Adoleszenten Idiopathischen Skoliose, da sie die wichtigste und häufigste Skolioseform ist. Bei zahlreichen Skoliosen ist die Ursache bekannt - z. B. bei traumatischen oder radiogenen (bestrahlungsbedingten) Skoliosen, sie werden hier nicht abgehandelt. Die weiteren, ebenso als idiopathisch geltenden Skoliosen der Kleinkinder und Kinder – die juvenilen und die infantilen Formen – werden unter dem Blickwinkel der Gemeinsamkeiten in Kapitel 18 abgehandelt.

1. Die Idiopathische Adoleszente Skoliose manifestiert sich in der Frühpubertät. Der skoliogene (skolioseerzeugende) Prozess, endet mit dem Verschluss der Wachstumsfugen. Die terminale Reifung des Gefäßbettes (Vascular Pruning) führt in der Pubertät zu nicht mehr vernetzten Kapillarschlingen mit einem streng seitengetrennten Blutfluss im Azygos- und Hemiazygos-System. Das Venenblut mündet in die obere Hohlvene. Das Prinzip der einseitig dominanten Venendrainage an der Wirbelsäule findet sich auch im Tierreich (Säugetiere, Reptilien, Vögel), wird aber einzig durch den aufrechten Gang und den Flachrücken beim

Menschen zum Problem. Der Schritt von der embryonalen Vaskulogenese zur infantilen Angiogenese und adulten Arteriogenese ist ein natürlicher, bereits in der frühen Gefäßentwicklung angelegter Reifungsprozess.

2. Die Aufrichtung des Rumpfes ist der wesentliche Auslöser für die Skoliose des Menschen. Bei biomechanischen Betrachtungen zum aufrechten Gang werden in der Orthopädie die Auswirkungen auf die inneren Organe regelmäßig ausgespart. Die Bedeutung der kritischen Gefäßkreuzung vor der Brustwirbelsäule wurde bislang nicht erkannt, diese ist die Grundlage der einseitigen Arthrose durch Blutstau im Hemiazygos-Gebiet. Auch im Bauchraum finden sich charakteristische Gefäßkreuzungen, z.B. Kollision des Venen- und des Arteriensystems vor dem Promontorium (vorspringende Kante des fünften Lendenwirbelkörpers) mit Venenthrombosen praktisch nur im Becken- und Beinbereich der linken Seite. Das Krankheitsbild wurde bereits 1956 von den deutschen Internisten May und Thurner beschrieben und findet sich ebenfalls nur beim Menschen. In diesem Sinne ist die idiopathische Skoliose den Gefäßkompressionssyndromen zuzuordnen.

3. Mädchen sind nach der klinischen Erfahrung häufiger von Flachrücken (Hypokyphose) betroffen, Jungen weisen eher rundliche Formen des Brustkorbs auf. Es gibt gute Gründe anzunehmen, dass Flachrücken und Skoliose in der Frühpubertät entstehen und rasch aufeinander folgen. Von der Angiologischen Theorie kann abgeleitet werden, dass die Liegeposition auf dem Rücken dafür verantwortlich ist, siehe Kapitel 12. Bekanntlich konnten die früher häufigen Säuglingsskoliosen durch die Bauchlage rasch zum Verschwinden gebracht werden (Wynne-Davies 1968, McMaster 1983). Der verblüffende Erfolg dieser rein empirischen Empfehlung hat in der Literatur aber keinen bleibenden Eindruck hinterlassen. Eine Einsicht in die Schutzwirkung der Bauchlage fehlt, der präventive Nutzen einer richtigen Schlafposition auch bei der adoleszenten Skoliose

wurde nicht erkannt. Die „Zwangsvorstellungen" zur Behandlung der Skoliose mit Gipsschalen oder Korsetts in Rückenlage – mindestens 23 Stunden am Tag! – wurden tragischerweise nie aufgegeben. Behandlungen solcher Art sind Folter und unphysiologisch, die Compliance (Befolgung der Vorgaben) ist entsprechend bescheiden. Aus Sicht der Angiologischen Theorie sind nächtliche Liegepositionen auf dem Rücken unbedingt zu vermeiden.

4. Ein Flachrücken der Brustwirbelsäule ist Voraussetzung der AIS, da das Schwerelot der Thoraxorgane nach dorsal wandert. Das biomechanische Problem der behinderten Venendrainage findet sich nirgendwo im Tierreich, da es allein durch die Aufrichtung des Menschen entsteht. Dabei ist die Gefäßanlage in Brust- und Bauchraum bei Tieren gut vergleichbar zum Menschen. Werden dagegen Ratten durch Amputation der Vorderläufe und Schwänze im Wachstumsalter zum aufrechten Gang gezwungen, entwickeln auch diese spontan Wirbelsäulenverformungen analog zur idiopathischen Skoliose. Dies ist heute das passendste Tiermodell, das ohne Manipulationen an der Wirbelsäule auskommt. Das genetische Skoliosemodell am Zebrafisch ist dagegen von den Verhältnissen beim Menschen weit entfernt und nicht ohne weiteres übertragbar. Dies ist derzeit offenbar das einzige genetische Tiermodell, das zwangsweise auf den Menschen übertragen wird unter der Annahme, dass die Skoliose eine genetische Ursache haben muss. Biomechanische Betrachtungen zur Aufrichtung des Rumpfes lassen die Lage der inneren Organe und der Gefäße regelmäßig außen vor.

5. Die Rechtskonvexität oder Buckelbildung der Brustwirbelsäule lässt sich auch bei normal erscheinenden Wirbelsäulen nahezu universell nachweisen (Abbildung 3). Die Veränderungen folgen dem monotonen Muster der idiopathischen Skoliose (Doi et al. 2011), zu ca. 90 % entspricht der Scheitel der Skoliose der Lokalisation der Gefäßkreuzung im Brustraum in Höhe T8 (achter Brustwirbelkörper; Abbildung 9.2) mit vorzeitiger Fusion der

Wachstumsfugen. Linksschwingungen der Brustwirbelsäule sind dagegen ungewöhnlich und verdienen in allen Fällen eine genauere Ursachensuche; vielfach handelt es sich nicht mehr um eine „idiopathische" Form. So ergab eine Untersuchung von Deeden et al. 2011 an 25 Patienten mit operierter Linksskoliose der Brustwirbelsäule bei nur einer Person eine adoleszente Skoliose vom idiopathischen Typ, in der Mehrzahl handelte es sich um Systemerkrankungen, komplexe Missbildungen des Herzens und neurologischer Strukturen sowie Tumoren.

6. Das gemeinsame degenerative Prinzip ist bei idiopathischen Skoliosen und Arthrosen gut vergleichbar – es ist der chronische Venenstau im Knochen; die Wege dahin sind aber völlig unterschiedlich. Frühere Untersuchungen zur externen Wachstumsstimulation der Extremitäten mit Staumanschetten ergaben, dass die Behinderung der Venendrainage das Knochenwachstum anfänglich stimuliert, die Wachstumsfugen aber vorzeitig fusionierten, so dass das Extremitätenwachstum am Ende hinter den Erwartungen zurück blieb. Auf die Ausführungen zur historischen Dumreicher-Methode in Graz von Brookes und Revell von 1999 sei verwiesen; die Methode hat wegen der Erfolglosigkeit keine Bedeutung erlangt und ist heute praktisch unbekannt.

7. Minderformen der AIS finden sich sehr weit verbreitet in der Bevölkerung (ca. 50 %), dieser Umstand wird in der Orthopädie übersehen, da definitorisch erst bei zehn oder mehr Winkelgraden nach COBB von einer Skoliose ausgegangen wird. Eine von Winkelgraden emanzipierte Betrachtung spricht jedoch für ein universelles anatomisch-konstruktives Problem mit einer bemerkenswerten Monotonie. Auch Minderformen (formes frustes) folgen stets derselben Choreographie und schließen genetische Faktoren aus - die bis in die jüngste Zeit spektakuläre Ergebnislosigkeit der Publikationen zu genetischen Ursachen der Skoliose unterstreicht dies eindrücklich (ausführliche Diskussion in den Kapiteln 13 und 14).

Kouwenhoven und Autoren konnten bei Menschen und Tieren ohne offensichtliche Skoliose gut vergleichbare Muster von Rotationen (richtig: Torsionen) der mittleren Brustwirbelkörper nachweisen, die monoton nach rechts weisen. Sie bringen dies mit der Lage der Aorta in Zusammenhang, die bei Mensch und Tier vergleichbar sei; diese bewirke eine „asymmetrische rotatorische Kraft nach rechts" (Kouwenhoven et al. 2006). Beim Menschen finden sich bei genauen Vermessungen als Besonderheit auch Verziehungen nach links an der oberer Brustwirbelsäule (T2-T5); diese finden sich beispielsweise bei Hunden nicht. Mit Blick auf die Bedeutung lokaler Abflussstörungen für die Funktion der Wachstumsfugen kann spekuliert werden, dass die Lage des sog. Azygos-Winkels dabei eine Rolle spielt (Abbildung 9.1). Die unbehinderte Seite des Venenflusses wäre dann die Gegenseite, d.h. hoch links-thorakal mit Linksskoliose - dies ist genau die häufigste Form der Säuglingsskoliose.

8. Ein „Skoliosesyndrom" existiert nicht, weder als „System von Kontrakturen" (Karski 2011) noch in Form orthopädischer, internistischer oder neurologischer Begleiterkrankungen. Die in der Literatur vermuteten subtilen Veränderungen im vestibulospinalen System, den Muskelspindeln des Halteapparates, einem tethered cord, craniofaciale Fehlstellungen usw. sind spekulativ und von anderen Autoren nicht nachvollziehbar. Es fehlen die entsprechenden komplexen und progredienten Krankheitsbilder, so müsste z.B. ein tethered cord – ein durch Verwachsung gefesseltes Rückenmark – zu schwerwiegenden neurologischen Schäden mit Gangstörungen und Blasensymptomen führen, welche bei der idiopathischen Skoliose aber gänzlich fehlen. Auch Kontrakturen von Muskeln und Faszien entstehen sekundär, der erhöhte Muskeltonus der konvexen Rumpfmuskulatur ist als Versuch zu verstehen reflektorisch dem Fehlwachstum entgegen zu wirken. Es handelt sich in allen solchen Fällen um Reaktionen des Körpers auf eben dieses Fehlwachstum.

9. Umgekehrt ist eine Reihe komplexer Erkrankungen mit Organvergrößerung im Brustraum mit Skoliosen assoziiert, fast regelhaft vom idiopathischen Typus, so z. B. Fallot-Tetralogie (k o m p l e x e   H e r z -   u n d   G e f ä ß m i s s b i l d u n g e n), Aortenisthmusstenose (Gefäßeinschnürung am embryonalen Kurzschluss zum Lungenkreislauf), Zwerchfellhernien oder Oesophagusdivertikel (Schwachstellen der Speiseröhre) im Kindesalter (Homans et al. 2019). Bei Herzfehlern mit systemischen Zyanosen sind sämtliche Wachstumsfugen einbezogen infolge der chronischen Hypoxämie, die zu allgemeinem Minderwuchs durch frühe Wachstumsfugenfusion und zu Skoliosen vom idiopathischen Typ führen; interessanterweise vielfach mit der Besonderheit ausgeprägter Hyperkyphosen (Farley et al. 1991, Tsirikos et al. 2019). Auch Kinder mit Beta-Thalassämie (Mittelmeeranämie) zeigen erhöhte Raten skoliotischer Verformungen (79 % der Fälle von 5 Winkelgraden nach COBB und darüber) neben einer allgemeinen Wachstumsminderung (Papanastasiou et al. 2002). Die hohe Zahl von Skoliosen vom idiopathischen Typ bei Hämoglobinerkrankungen allgemein ist Folge der chronischen Hypoxie, welche die funktionellen Folgen der Gefäßobstruktion akzentuiert.

10. Auch eine Reihe komplexer Syndrome weist Skoliosen auf, wiederum ganz überwiegend vom idiopathischen Typ: Marfan-Syndrom, Prader-Willi-Syndrom, Neurofibromatose, oder diverse genetische Deletionssyndrome bei Fehlverteilung der genetischen Information. Trotz der klinisch so unterschiedlichen Krankheitsbilder findet sich stets dasselbe skolioseerzeugende Prinzip mit Behinderung der Venenausflussbahn vor der Wirbelsäule. Bei Marfan-Syndrom sind es Erweiterungen am aortalen Klappenring oder Aortenaneurysmen, bei Prader-Willi-Syndrom Herzklappenfehler mit Vergrößerung der Herzhöhlen, bei Neurofibromatose gutartige Tumore der spinalen Strukturen, beim 22q11.2-Deletionssyndrom angeborene Zwerchfellbrüche. Diese Reihe medizinischer Raritäten ließe sich noch erheblich

erweitern. In keinem einzigen Fall ergeben sich Hinweise auf eine syndromspezifische Skoliosevariante, die eine genetische Ursache nahe legen würden.

11. In der Literatur finden sich wenige beschriebene Fälle von Situs inversus (Spiegelung der Gefäße im Brust- und ggf. Bauchraum) und Skoliosen, die wegen der umgekehrten Gefäße dann nach links schwingen; auch diese Skoliosen imponieren monosymptomatisch (Schlösser et al. 2017). Die sog. hohe Rechtslage der Aorta geht gehäuft mit einer hohen Linkskonvexität einher. In solchen Fällen liegt eine Obstruktion der Vena azygos im Zustrom zur oberen Hohlvene zugrunde, dem sog. Azygoswinkel. Hier besteht eine bemerkenswerte Nähe zur der ebenfalls linkskonvexen Säuglingsskoliose, die eine gute Prognose aufweist; siehe Kapitel 19. Linkskonvexe Schwingungen der oberen und mittleren BWS finden sich nur in ca. 10% der Fälle und sollten stets Anlass geben sorgfältig nach einer bekannten Ursache zu suchen; viele dieser Fälle sind dann gerade nicht mehr idiopathisch und einer spezifischen Behandlung zuzuführen.

12. Linkskonvexe Gegenschwingungen der Lendenwirbelsäule, können nach der Theorie der Gefäßkompression, durch einen veränderten Insertionswinkel des rechten Zwerchfellschenkels interpretiert werden, mit Zug auf die Lumbalvenen der rechten Seite. Es wäre falsch solche Veränderungen als natürliche Reaktion des Körpers zu interpretieren „um das statische Gleichgewicht wieder herzustellen" - biologische Prozesse folgen nicht unseren zwecklogischen Überlegungen. Isolierte Skoliosen der LWS sind selten und lassen an Ursachen denken wie Becken- und Beinfehlstellungen, Traumen oder Bestrahlungen im Kindesalter bei Tumoren (Wilms-Tumor) dann wäre der Begriff idiopathisch nicht mehr gerechtfertigt. Kontrastdarstellungen der Venen im thorakolumbalen Übergang zeigen häufig Konvolute (Knäuel) gewundener Gefäße als Ausdruck eines gestörten Venenflusses (Lawler et al. 2002). Im Röntgenbild fallen die

Kinder mit Thorakolumbalskoliosen oft mit einer hoch stehenden und prominenten Leber auf.

Die Angiologische Theorie bietet dazu eine weitere Interpretation: kritische Gefäßkreuzungen der Wirbelsäulenvenen finden sich im Bauchraum nicht, links und rechts bestehen normalerweise Verbindungen zur unteren Hohlvene, der Verlauf ist allerdings – für Venen typisch - sehr variabel (siehe Abb. 7.1). Fehlen diese im Bauchraum auf der rechten Seite kann eine Konvexität nach links entstehen; es resultiert eine S-förmige Skoliose. Fehlen dagegen die Verbindungen der linken Seite resultiert auch im Bauchraum eine Hochdrucksituation analog zum Brustraum, die sich der thorakalen Verformung überlagert; es resultiert eine großbogige C-förmige Skoliose nach rechts. Liegen aber Venenäste zur unteren Hohlvene auf beiden Seiten vor, ist die Lendenwirbelsäule vom Skolioseprozess ausgenommen. Gezielte Untersuchungen dazu fehlen. Skoliosen der Halswirbelsäule vom idiopathischen Muster sind unbekannt, die kritischen Gefäßkreuzungen fehlen, die Arterien- und Venenhauptstämme verlaufen vorne und hinten parallel, sie behalten also den ursprünglichen embryonalen Bauplan bei. Fehlstellungen der Halswirbelsäule finden sich nach Traumen, bei angeborenen Wirbelfehlbildungen, bei Muskelkontrakturen usw. - in praktisch allen Fällen ist eine Ursache auszumachen.

13. Eine keineswegs banale Frage ist, warum mit Blick auf die universelle Skolioseanlage nicht alle Kinder mit Flachrücken oder Lordose der Brustwirbelsäule eine Skoliose entwickeln? Die Fehlform der Brustwirbelsäule ist somit nur eine notwendige, nicht aber eine hinreichende Voraussetzung der idiopathischen Skoliose. Der Blick auf die Formenvielfalt der ableitenden Venenarchitektur der Wirbelsäule gibt eine plausible Antwort: Es gibt auch Fälle mit einer natürlichen präaortalen Verbindung der Vena hemiazygos zur Vena azygos - dann entfällt der Rückstau (Lawler et al. 2002). Bekannt sind auch Fälle, in denen die Vena hemiazygos direkt in den linksseitigen Venenplexus (Truncus

brachiocephalicus) fließt, der in die obere Hohlvene mündet. In solchen Fällen entfällt der Rückstau und die kritische einseitige Hochdrucksituation im Knochen.

Eine gezielte Untersuchung zur Frage der Mobilität der Aorta bei Lagewechsel findet sich bei Huitema. Danach ergab sich eine bemerkenswerte Mobilität der Aorta in Höhe von T4 bis T8 im Liegen und im Stehen. Diese Mobilität fand sich erwartungsgemäß nicht bei anteromedialer (vorderer mittiger) Lage, d.h. bei regelrechter Position der Aorta vor der Wirbelsäule (Huitema et al. 2007). Darüber hinaus konnten Untersuchungen von Bullmann belegen, dass sich die Aorta nach begradigenden Skolioseoperationen spontan in die Normallage zurück bewegt (Bullmann et al. 2006). Diese Untersuchungen bieten eine rationale Grundlage für die präventive Empfehlung zur Bauch- oder Bauchseitenlage in der Nacht.

Kinder mit Skoliosen weisen eine Erhöhung des Calmodulin (Kalziumbindendes Eiweiß) auf, bemerkenswerter Weise sind sie auf der konvexen Seite höher. Der Prozess soll biomechanisch verursacht sein (Burwell und Dangerfield 2006) - die Interpretation ist schwierig, da Calmodulin ein intrazellulärer Informationsüberträger ist. Erhöhungen finden sich bei vermehrter Muskelaktivität bzw. bei chronisch erhöhtem Muskeltonus, dann würde die hohe Calmodulinkonzentration auf der Konvexseite darauf deuten, dass der Körper der Verformung der Wirbelsäule reflektorisch entgegen zu wirken versucht, entsprechend der erhöhten Rumpfmuskelaktivität im Elektromyogramm auf der rechten Seite bei Skoliose. Dafür spricht auch, dass sich die Werte bei Korsettträgern und nach Wirbelsäulenoperationen normalisieren, da durch die externe Stabilisierung eine Entlastung der Rumpfmuskulatur erfolgt.

Die seitenunterschiedliche Aktivität der Wachstumsfugen der kindlichen Wirbelsäule in skoliotischen Segmenten ist in der Literatur gut dokumentiert. So unterscheiden sich die konvexen und die konkaven Wachstumsfugen in der Apoptose-Rate (programmierter Zelltod), in der Knorpelzell-Reifung (Chondrozyten-Proliferation) und weiteren Parametern der zellulären Aktivität der Knorpelzellen (Wang et al. 2007). Am Scheitel der Skoliosekurve werden die ausgeprägtesten Veränderungen beobachtet und als „vorzeitiger, teilweiser Verschluss der Wachstumsfugen" beschrieben (Day et al. 2008, Nordeen et al. 1999).

Pathologisch-anatomisch zeigen die Wachstumsfugen der Konkavseite eine umschriebene Arthrose, das Wachstum endet. Das Venensystem des Knochens ist hochgradig verändert, lokal finden sich Thrombosebezirke und Zonen des chronischen Knochenödems. Diese Veränderungen lassen sich in bis zu einem Viertel der Fälle von AIS auch im Blut nachweisen mit einem erhöhten Gerinnungsfaktorenverbrauch. Klinisch fallen die Patienten bei Wirbelsäulenoperationen durch hohe Blutverluste auf. Bei einem Viertel der Patienten ergaben sich präoperativ abnorme APTT-Werte (aktivierte partielle Thromboplastinzeit). Eine weitere Analyse wurde von Rajasekaran und Mitarbeitern publiziert mit präoperativ geringer Aktivität des von Willebrand Faktors: 16,9 % hatten eine signifikante Faktorenverminderung mit erhöhter Blutungsneigung (Rajasekaran et al. 2017). Angeborene Störungen der Blutgerinnung finden sich in der Normalbevölkerung in der Größenordnung von ca. ein bis zwei Promille (Ho et al. 2005), bei Kindern und Jugendlichen mit Skoliose ist dagegen von erworbenen Störungen der Blutgerinnung auszugehen durch Faktorenverbrauch im Zuge der lokalen Entzündung und Arthrose. Diese Kinder und Jugendlichen sind aber keine erblichen Bluter und im normalen Leben völlig unauffällig.

Eine sehr differenzierte Proteomanalyse legte eine japanische Arbeitsgruppe 2019 vor mit einer zweidimensionalen Gelelektrophorese bei Patienten mit thorakolumbalen und lumbalen Skoliosekurven. Es fanden sich neun signifikant veränderte Plasmaproteine, welche alle (!) mit der Blutgerinnung assoziiert sind (Actin, Fibronectin, DBP, Complementfaktoren ...); das Ergebnis ist hoch signifikant. Es fand sich eine signifikante, positive Beziehung der Plasmaproteine zur Verformung der Wirbelsäule. In der Einzelanalyse ergab sich eine „Dosis-Wirkungsbeziehung" zwischen

COBB-Winkelgraden und der Expression des DBP (Vitamin D-binding Protein). Die Autoren spekulieren, dass DBP möglicherweise als Aktivitätsmarker einer Progression von Skoliosekurven dienen könnte (Makino et al. 2019). Die Daten der Autorengruppe lassen am ehesten darauf schließen, dass eine Störung des Thrombose-Fibrinolyse-Systems vorliegt, d.h. ein Nebeneinander gesteigerter Thrombosen und Auflösung der Gerinnsel im Knochen.

Die Vasosklerose der venösen Ausflussbahn im Knochen erklärt sich durch die von den erstickenden Knorpelzellen ausgehende Freisetzung zahlreicher Gewebsfaktoren der Angiogenese. Diese Faktoren können aus rheologischen (fließmechanischen) Gründen nur in der Venenbahn landen und führen als ständige Kapillarpeitsche zur völligen Verwüstung der Venenarchitektur im Knochen. Die degenerativen Gefäßveränderungen der Venenseite sind erheblich schwerwiegender als auf der Arterienseite, die allgemein als Sitz der „Arteriosklerose" gilt. Die an den Wirbelbögen entspringende Rückenmuskulatur fördert nach dem Prinzip der Muskelpumpe die Venendrainage, sie erfährt durch das faktorenbeladene Blut gleichsinnige Veränderungen, an den Venenauslässen (Foramina nutritia) der Wirbelbögen beginnt die Verfettung der Rückenmuskulatur. Sie finden sich bei Skoliosen und bei degenerativen Bandscheibenschäden in gleicher Weise, werden aber in radiologischen Befunden nur ausnahmsweise einmal erwähnt. Die Verfettung ist Folge des entzündlichen Kapillarverlustes, Muskelgewebe wird durch Narben- und Fettgewebe ersetzt, da die Kapillardichte und Diffusionsleistung für das Ursprungsgewebe nicht mehr ausreicht.

Mikrotraumen als Ursache einer Gelenksdegeneration sind bislang nicht überzeugend beschrieben worden. Alle auf den ersten Blick als Mikrotraumen imponierenden Veränderungen, wie z.B. Mikrotrabekelfrakturen mit flächenhaftem Einbruch der Gelenksflächen (SAVN: Subchondrale Avasculäre Nekrosen) oder Erweichungen und Fließverformungen von Sehnen und Bändern sind sekundärer Natur, d.h. Folge und nicht Ursache der

Degeneration. Bullough beklagt in seinem bekannten Buch zur orthopädischen Pathologie den verdummenden (stultifying) Effekt der Biomechanik auf das Denken in seinem Fach (Bullough 2004).

Auch sind alle Versuche ein „zu viel" oder „zu einseitig" an biomechanischen Einwirkungen auf Gelenke und Bandscheiben zu definieren als gescheitert anzusehen. Unter normalen Belastungen rennen Marathonläufer nicht irgendwann in die Kniearthrose, rutschen Tennisspieler nicht in die Ellenbogenarthose und ruinieren sich Ruderer nicht irgendwann die Schultergelenke wenn biomechanisch „das Fass überläuft". Liegen dagegen Traumen vor, auch vermeintlich geringe und lange zurück liegende, sieht die Sache anders aus. Zu denken ist an alle Kontaktsportarten.

Sämtliche bei Berufskrankheiten der Wirbelsäule oder der Kniegelenke aus epidemiologischen Studien abgeleiteten technischen Grenzwerte, die Schwelle schädigender Biomechanik definieren sollen, halten einer kritischen Überprüfung nicht stand. Die für Berufskrankheiten aus epidemiologischen Studien abgeleiteten Grenzwerte mögen einer juristischen Entscheidungsfindung im Namen des Volkes dienen, sie haben mit einer wissenschaftlichen Kausalität aber nichts mehr zu tun. Juristische Kausalität und wissenschaftliche Kausalität folgen unterschiedlichen Grundsätzen.

FAZIT

Alle Merkmale der AIS werden im Lichte der Angiologischen Theorie Schritt für Schritt diskutiert. Die charakteristischen Veränderungen und biologischen Mechanismen der Skolioseentstehung werden auf die asymmetrische Anlage der Gefäße vor der Wirbelsäule zurückgeführt und die Aufrichtung des Rumpfes beim Menschen. Der Prozess, der zentral auch der degenerativen Arthrose zugrunde liegt – die venöse Hypertonie im Knochen - findet sich in gleicher Weise auch bei der Skoliose als auslösender Grund. Das schmale Zeitfenster der AIS erklärt sich aus der Gefäßreifung, die in der frühen Pubertät beginnt (Vascular Pruning) und erst durch die Rumpfaufrichtung zum Problem wird; daher findet sich die idiopathische Skoliose nur beim Menschen.

Damit lassen sich alle wichtigen Merkmale der AIS auf ein einziges auslösendes Prinzip des gestörten Venenflusses zurückführen. Auch skoliotische Verformungen der LWS lassen sich im Sinne der Angiologischen Theorie interpretieren in Abhängigkeit von der Venenarchitektur im Bauchraum. Idiopathische Skoliosen der Halswirbelsäule sind unbekannt, dort ist die Gefäßanatomie symmetrisch.

16. SCREENINGUNTERSUCHUNGEN DER WIRBELSÄULE - NUTZEN ODER SCHADEN?

Welchen Sinn machen Screeninguntersuchungen? Sind sie schädlich?
Wie geht es weiter nach einem auffälligen Screening?

Screeninguntersuchungen der Wirbelsäule an Schulkindern sind einfach und prinzipiell kostengünstig durchzuführen. Dazu können geschulte (Sport)Lehrer, oder Krankengymnasten einbezogen werden. Der für ein Screening kostengünstige und einfache ADAMS-Vorbeugetest oder eine orientierende Messung mit dem Skoliometer bieten dafür eine brauchbare Grundlage. In Australien wurde alternativ ein nationales Programm zur Selbstanalyse der idiopathischen Skoliose auf Grundlage dieser Tests etabliert: Interessanterweise nur für Mädchen ab dem siebten Lebensjahr. Weitergehende Untersuchungen und Behandlungsstrategien sind dann Aufgabe von Skoliosespezialisten.

International sind Screeningkonzepte bei AIS wenig verbreitet, zumeist wird pauschal darauf verwiesen, dass solche Untersuchungen zu teuer wären. Man muss sich dann aber fragen, warum andere Screenings, z.B. auf Phenylketonurie, Hüftdysplasie oder kindliche Sprachfehler kostengünstiger sein sollen?

1. Ein wesentlicher Grund dürfte der fehlende Nachweis erfolgreicher Behandlungskonzepte zur Skolioseprävention sein. Es ist Kindern, Jugendlichen und Angehörigen schwer zu vermitteln, welchen Zweck ein Screening haben soll, hinter dem bei den „kritischen" Fällen keine anerkannte und wirksame Behandlung steht. Dies gilt auch für Korsettbehandlungen und die angeblich spezifischen Behandlungskonzepte der Krankengymnastik, die trotz unermüdlicher Beteuerung von Erfolgen bei kritischen Katamnesen (Langzeituntersuchungen) gemessen an der Vermeidung späterer wirbelsäulenchirurgischer

Eingriffe, keine überzeugen Ergebnisse vorweisen können (Rinsky 1988, Negrini 2018). In einem aktuellen Literaturreview kommen Day und Koautoren zu dem Schluss, dass die heute gängigen konservativen Übungsverfahren zur Skolioseprävention (Schroth, SEAS, Dobosiewicz und Mehta) keinen Erfolg belegen können zur Verbesserung der Skoliose nach Winkelgraden oder Verhinderung der Progression, die über andere Verfahren oder die Unterlassung jeder physiotherapeutischen Behandlung hinaus gehen. „ Es gibt keine ausreichende Evidenz, die belegt, dass Schroth und andere SEAS-Verfahren effektiv bei AIS-Patienten die COBB-Winkel verbessern im Vergleich zu Patienten ohne Intervention". Die wenigen Studien dazu weisen eine signifikante Datenheterogenität auf, die auch einen Vergleich der Ergebnisse untereinander ausschließt. Methodenkritisch sind die Studien allgemein von mäßiger Qualität. Zur Frage der Kombination physiotherapeutischer Verfahren mit diversen Korsettsystemen (Milwaukee-, Boston-, Lyon-Brace ...) führen die Autoren aus: „die Verwendung von Korsetts hatte keinen wahrnehmbaren Effekt auf das Patientenergebnis verglichen mit Studien ohne Verwendung von Korsetts" (Day et al. 2019). Dies ist der Offenbarungseid für die bisherige Skolioseprävention.

2. Ein ungelöstes Problem ist die Frage welche Skoliosen sich verschlimmern werden und welche nicht. Bislang lassen sich progrediente Fälle mit Verschlimmerungstendenz nicht zuverlässig identifizieren, gut 90 % der Fälle verhalten sich erfahrungsgemäß gutartig und können im Prinzip ohne Behandlung und ohne Kontrolle verbleiben. Auf diesem Feld lässt es sich gut tummeln für Anbieter skoliosepräventiver Maßnahmen, welche die Gutartigkeit der meisten Skoliosen und die hohen „Spontanheilungen" als Erfolge für ihre Konzepte verbuchen. Ein genetischer Test sollte Auskunft geben zum individuellen Skolioseverlauf, hat sich aber als unzuverlässig erwiesen und ist bereits von Markt verschwunden. Aus Sicht der Angiologischen Theorie dürften solche Fälle besonders kritisch

sein mit Flachrücken und einer maximal nach hinten gerückten Aorta, welche vor den Rippenköpfchen liegt und den Blutfluss der Vena hemiazygos maximal behindert. Dadurch droht die besonders frühe Fusion der Wachstumsfugen bei unbehindertem Schub auf der Gegenseite. Dies ist ein weiteres Argument für eine frühe und konsequente Anwendung einer Schnittbilddiagnostik, vorzugsweise eines MRT, bei dem keine schädliche Strahlenbelastung zu befürchten ist. Die Anwendung wäre auch zu begrenzen auf Fälle mit ausgeprägtem Flachrücken und einer frühen Progression. Denkbar wäre ein Score, der die anatomischen Landmarken der Gefäße auf der Konkavseite und ihre Position zu Wirbelsäule und Rippen einbezieht. Diese Frage wurde bislang nicht systematisch untersucht. Alternativ ist aktuell an Tests zur Blutgerinnung zu denken, die eine verstärkte Verformungstendenz der Wirbelsäule anzeigen könnten bei erhöhtem Verbrauch der Gerinnungsfaktoren; klinische Ergebnisse zur DBP-Aktivität liegen noch nicht vor (Makino et al. 2019).

3. Ein gewichtiges, aber selten diskutiertes Argument gegen flächendeckende Screeninguntersuchungen zur idiopathischen Skoliose leitet sich von Registerdaten zu Strahlenfolgen ab. Danach fanden sich als mögliche Folge früherer radiologischer Kontrollen und Verlaufsbeobachtungen im Altersvergleich zur Normalpopulation ein um fünf Prozent erhöhtes Risiko von Krebserkrankungen der Brustdrüsen und des Endometriums über einen Beobachtungszeitraum von 25 Jahren (Ronckers et al. 2010, Simony et al. 2016, Larson et al. 2017). Frühere Untersuchungen demonstrierten Standardinzidenzraten (Risiko von Neuerkrankungen) für Brustkrebs von 1,82 (grenzwertig signifikant) und Standardmortalitätsraten (Risiko von Sterbefällen) von 1,69 bzw. von 1,68 (jeweils signifikant) für Brustkrebs (Hoffman et al. 1989, Doody et al. 2000, Dickman, Caspi 2001).

Diese Daten bleiben nicht unwidersprochen, so führten jüngst Radiologen einer Privatpraxis in Kanada aus, dass sich strahlenbiologisch begründbare Krebserkrankungen auf Grundlage der Daten von Hiroshima erst ab einem Schwellenwert von 1100 Gray für Leukämien belegen ließen. Auch sei das Linear-No-Threshold-Konzept (LNT), das keine nach unten sichere Strahlendosis vorgibt, auf wiederholte geringe Strahlenexpositionen nicht anwendbar und strahlenbiologisch wenig plausibel. Kumulativen Schäden stünden physiologische Anpassungs- bzw. Reparaturmechanismen der Zellen entgegen, welche bei Monate auseinanderliegenden radiologischen Kontrolluntersuchungen von Skoliosen, kumulative Schädigungsmuster ausschließen würden. Die bei radiologischen Kontrolluntersuchungen von Skoliosen berechneten kumulative Dosis lägen durchschnittlich um den Faktor 55 oder mehr unter der Wirkdosis, die für strahlenbedingte Leukämien zu unterstellen sei (Oakley et al. 2019).

Die Autoren begeben sich damit auf dünnes Eis. So sieht nicht nur unsere nationale Strahlenschutzverordnung vor, dass jede Untersuchung oder Behandlung, die mit Strahlung einhergeht, aufklärungspflichtig und duldungspflichtig ist. Auch besteht weitgehend Konsens, dass den präventiven Konzepten zu Strahlenschutz und zu arbeitsmedizinischen Vorsorgeuntersuchungen keine nach unten sichere Dosis zugrunde zu legen seien. So liegt die Berufslebensdosis in der BRD bei 400 mSv, die effektive maximale Jahresdosis bei 20 mSv/a, welche bei Überschreitungen zu Interventionen Anlass geben.

Dies hat auch Eingang in das nationale Berufskrankheitenrecht gefunden, das strahlenbedingte Organerkrankungen für jeweils strahlenspezifische Äquivalentdosen als entschädigungspflichtig ansieht (Berufskrankheit der Ziffer 2402 der BKV (Berufskrankheitenverordnung): Erkrankungen durch ionisierende Strahlung). Als Schwellendosen für Organschäden gelten beispielsweise 10,0 Sievert für Haut, Atemwege und Nieren und 0,25-0,50 Sievert für Erkrankungen des blutbildenden und des lymphozytären Systems. Diese Werte sind von den kumulativen Werten bei Kindern und Jugendlichen mit Skoliosen nicht weit entfernt. Die Grenzwerte effektiver Dosen für beruflich Strahlenexponierte betragen für Keimdrüsen, Gebärmutter und Knochenmark je 50 mSv/Jahr und für die Mehrzahl der inneren Organe, einschließlich Brustdrüse, 150 mSv/Jahr. Dies gilt für gesunde und arbeitsfähige Erwachsene, für Kinder gelten strengere organbezogene Grenzwerte (für Einzelheiten sei auf Handbücher der Arbeitsmedizin und die umfangreichen sog. Jakobi-Studien verwiesen im Zuge der WISMUT-Strahlenfolgen in der DDR).

Der Hinweis auf die Daten von Hiroshima verkennt, dass es sich dabei um eine einmalige, sehr hohe Exposition handelte, welche strahlenbiologisch nicht ohne weiteres mit geringeren, aber kumulativen Dosen gleich gesetzt werden kann.
Ferner handelt es sich um Screeninguntersuchungen bei Kindern und Jugendliche, die mit Daten von Erwachsenen nur eingeschränkt vergleichbar sind; gerade für Kinder und Jugendliche sind höhere Schutzanforderungen zu stellen. Ferner gibt es keine belastbaren Daten, dass Skoliosen per se ein allgemein höheres Entartungsrisiko aufweisen würden. Die Autoren führen „mehrere wohldokumentierte Studien an, welche erhöhte Mortalitätsraten beim Vorliegen hyperkyphotischer spinaler Deformitäten" belegen sollen (Oakley 2019, Seite 7).

Hier bringen die Autoren am Ende einiges durcheinander: erstens ist ihnen der Unterschied von Hyperkyphosen und Skoliosen nicht bekannt, zweitens sind die zitierten Studien solche an Mäusen mit erblichen Gendefekten (p53-mutante Mäuse …), die sich auch am Immunsystem auswirken und drittens sind idiopathische Skoliosen monotone Erkrankungsbilder, die nur in den seltenen Extremfällen schwerer Wirbelsäulenverformungen mit einer höheren cardiopulmonalen Mortalität einher gehen. Höhere Krebsraten alleine durch Skoliosen sind bislang unbekannt.

Diese negativen Beurteilungen führt zur Ablehnung eines Skoliosescreenings. Am Geld wird es nicht scheitern, wenn ein Verfahren als sinnvoll und nutzbringend zu vermitteln ist. Schließlich ist das orthopädische Screening auf frühkindliche Hüftdysplasie schon lange Routine, an Kosten und Zweck der Untersuchungen wird nicht gerüttelt. Wenn es zudem nicht schlüssig gelingt die Bedenken zu zerstreuen, die sich aus den Registerdaten zu Krebsinzidenzen nach Skoliosescreening ergeben, wird sich die Politik aus strahlenhygienischen und präventiven Gründen einem Screening auch in Zukunft verweigern. In einem weiteren systematischen Report zur wissenschaftlichen Evidenz eines Skoliosescreenings von 2018 schreibt eine Arbeitsgruppe im Auftrag der US-Gesundheitsbehörde: „Wir fanden keine direkte Evidenz zum Nutzen eines universellen AIS-Screenings hinsichtlich der Langzeitergebnisse", in vergleichbarer Weise hatte sich die Arbeitsgruppe bereits 1993 und 2004 ablehnend geäußert. Die Arbeitsgruppe schloss, „dass Gefahren eines Screenings an Adoleszenten mit idiopathischer Skoliose den möglichen Nutzen überwiegen" (AHRQ Publication, Evidence Synthesis. Number 156, 2018).

Ohne ein kausales Verständnis der idiopathischen Skoliose ist auch in Zukunft kein nennenswerter Fortschritt zur Skolioseprävention zu erwarten, es bedarf neuer Impulse.

FAZIT

Die Frage eines allgemeinen Screenings der AIS wird schon lange und kontrovers diskutiert, weltweit findet sich kein einheitliches Vorgehen.
Kosten, Nutzen und Schaden von Screeninguntersuchungen werden unterschiedlich beurteilt.

Ein wichtiges historisches Gegenargument bieten Registerdaten, die Krebserkrankungen nach Röntgenkontrolluntersuchungen bei Skoliose erkennen lassen.

Das aktuell wichtigste Argument gegen ein allgemeines Skoliosescreening ist das Fehlen eines Behandlungskonzept für die auffallenden Fälle mit einem überzeugend wissenschaftlich belegbaren Nutzen - dies wird von den Experten verschwiegen. Skoliosescreenings ohne solche Konzepte verlaufen aber im Sande, man kann ohne Verlust darauf verzichten. Grundsätzlich sind Skoliosescreenings technisch einfach, kostengünstig und sogar in Eigenregie machbar. Die Australier zeigen uns wie es geht: die wesentliche Zielgruppe sind Mädchen bereits ab dem siebten Lebensjahr. Screening wird zur Eigenverantwortung.

Die Angiologische Theorie bietet die Handlungsanweisung zu einer wirksamen Prävention. Die Liegeposition in der Nacht ist von zentraler Bedeutung (Kapitel 19). Die Diskussion zu einem Scoliosescreening erhält damit eine neue Grundlage und bindet die Betroffenen aktiv ein. Dies kann umso besser gelingen, je besser das Problem der Skolioseentstehung verstanden wird.

17. IST DIE SKOLIOSE EINE KRANKHEIT?

Bin ich skoliosekrank? Wie kann Skoliose die Leistungsfähigkeit beeinflussen? Wie ist die Lebenserwartung?

Diese wichtige Frage muss gesondert geklärt werden, da sie beispielhaft ist für das Zusammenspiel von Anlage und Umwelt. Das skolioseerzeugende Prinzip ist die anlagebedingte Asymmetrie des spinalen Venenabflusses, die sich bei Vertebraten (Wirbeltieren) allgemein weit verbreitet findet (Konerding 1988, Töndury, Theiler 1990). Dabei wird das Venensystem ursprünglich symmetrisch angelegt, aber im Zuge der Gefäßreifung in charakteristischer Weise zurück gebildet, so dass sich eine Rechtsdominanz der Venenhauptstämme (Cava- und Azygos-Hemiazygos-System der Wirbelsäule) und eine Linksdominanz des Arterienhauptstammes (Aorta) im Brust- und Bauchraum ergibt. Vergleichbare Anlagen und Rückbildungen finden sich auch an den embryonalen Kiemenbögen.

Dies hat charakteristische Gefäßkreuzungen von Arterien und Venen zur Folge, die beim Menschen zu umschriebenen Krankheitsbildern führen können, von denen im Brustraum die Skoliose und im Bauchraum das May-Thurner-Syndrom die bedeutendsten sind. Da die idiopathische Skoliose nur beim Menschen vorkommt, wurde lange schon angenommen, dass diese im Zusammenhang steht mit dem aufrechten Gang. Dies bestätigen auch Tierversuche mit Skoliosen an Jungtieren, die zum aufrechten Gang durch Entfernung der Vorderläufe und Schwänze und ohne Manipulationen an der Wirbelsäule selbst gezwungen wurden. Das einzige biomechanische Problem bei Skoliose ist daher die Verlagerung der schweren Organe im Brustraum durch die Rumpfaufrichtung.

Die Biomechanik des aufrechten Ganges führt zu zwei bedeutenden Konsequenzen

1. der menschliche Brustraum wird mehr breit als tief – der von Vierfüßern ist zumeist tief mit einer charakteristischen Tropfenform (Abbildung 6),

2. die schweren Organe des Brustraumes (Herz und Aorta) wandern nach hinten.

Es findet sich somit eine Kombination von anatomischer Anlage und Umwelt im weiteren Sinne (Aufrechtposition), die zur Skoliose disponieren. Dies erklärt, warum die charakteristischen Eigenarten der Skoliose (Rechtskonvexität, Lordose, Zeitfenster, Häufigkeit, „harmonische" Verbiegung, monotone Symptomatik) unmittelbar auf ein allgemeines konstruktives Problem deuten, das den idiopathischen Skoliosen von Säuglingen, Kleinkindern und Adoleszenten in gleicher Weise anhaftet.

Die Frage warum manche Skoliosen milde und andere scheinbar unaufhaltsam progredient mit schwerem Haltungsverfall der Wirbelsäule verlaufen kann aus heutiger Sicht nicht befriedigend beantwortet werden. Es fehlt bislang ein Test, der stationäre von progredienten Fällen zuverlässig unterscheidet, ein genetischer Test, der vorgab dies zu können ist rasch wieder vom Markt verschwunden. So droht einerseits der diagnostische Overkill durch zu viel Screening, Röntgen und Geradedrücken mit Korsetts oder ein Laissez-Faire, das progrediente Fälle übersieht, die einer Behandlung zuzuführen wären. Die Disposition der Mädchen für schwere Verläufe der Skoliosen dürfte mit der beim weiblichen Geschlecht eher breiten als tiefen Form des Rippenkäfigs zusammen hängen; auf die Ausführungen in Kapitel 12 wird verwiesen. Ungeklärt bleibt aber noch immer, warum manche Fälle unbeeinflussbar progredient verlaufen. Die Frage nach dem Krankheitswert von Skoliosen hängt also ganz von der individuellen

Verlaufsform ab, die bislang nicht zuverlässig prognostiziert werden kann.

Was macht krank bei Skoliose?

Dies ist einerseits der ggf. schwere Haltungsverfall des Achsenorgans – solche Verläufe sind selten und Domäne der Wirbelsäulenchirurgie. Subtiler, aber nicht weniger bedeutsam, sind die Auswirkungen der Wirbelsäulenverformung auf die Lunge und das Herz-Kreislaufsystem. Eine primäre Fehlanlage der Lunge, wie früher vermutet, kann bei idiopathischen Skoliosen ausgeschlossen werden, wohl aber ergeben sich durch die Minderbelüftung der Lunge auf der Konkavseite funktionelle Konsequenzen für den Blutfluss der Lunge und die Druckbelastung der rechten Herzhälfte. Nur 9% des gesamten Blutvolumens zirkuliert im Lungenkreislauf, jede Minderung des Lungenvolumens geht entweder mit einer Verminderung des pulmonalen Blutvolumens einher oder mit einer höheren Druckbelastung der rechten Herzhälfte (Frank-Starling-Mechanismus), die den Druck für den Lungenkreislauf erzeugt. Beide Effekte sind unerwünscht: die Minderung des pulmonalen Lungenvolumens führt zur raschen Erschöpfung, die hohe Drucklast zum chronischen Cor Pulmonale (Überlastung der rechten Herzhälfte) mit Pumpversagen; eine Kombination beider Mechanismen ist die Regel.

Klinisch findet sich eine Minderung der Lungenfunktionsparameter (Vitalkapazität, Atemminutenvolumen ...) bei zu kleiner Lunge und eine rasche Atemnot unter Belastung. Die Parameter der Diffusion und des Gasaustausches sind dabei nicht betroffen, da keine primäre Erkrankung der Lunge vorliegt, durch gehäufte Infekte und pulmonale Hypertonie können sich aber auch diese Werte verschlechtern.

Von Krankheitswert können zudem Verformungen der Wirbelsäule sein mit Minderung des Selbstwertgefühls und einer pathologischen Selbstwahrnehmung gerade auch bei Jugendlichen in der Pubertät.

Hier ist neben der Teilnahme in Selbsthilfegruppen ggf. auch professionelle psychologische Hilfe geboten – dazu finden sich im Internet zahlreiche Angebote und Aktivitäten. Schmerzen sind nicht typisch für die idiopathische Skoliose, können aber im Zuge der Degeneration der verformten Wirbelsäulen später häufig zu Beschwerden führen. Hier können Bewegungsübungen und krankengymnastische Behandlungen zielführend sein.

FAZIT

Der Krankheitswert skoliotischer Fehlformen der Wirbelsäule leitet sich vom Ausmaß der Verformung und den Folgen für das Herzkreislauf-und Lungensystem ab. Auch mittelgradige Skoliosen mit COBB-Winkeln bereits ab 20 Grad können mit subtilen Einschränkungen der Lungenfunktion und Druckerhöhung im Lungenkreislauf einher gehen; daher sind bei fortschreitenden Skoliosen kardiologische Untersuchungen auf Herzfehler zu empfehlen, da eine spezifische Behandlung möglich ist. Diagnostik und Therapie gehören in die Hand von Spezialisten. Schmerzen sind kein charakteristisches Symptom der idiopathischen Skoliose.

18. IST DAS SKOLIOGENE PRINZIP BEI ALLEN IDIOPATHISCHEN FORMEN GLEICH?

Was haben die Skoliosen der Säuglinge, der Kinder und der Adoleszenten gemeinsam?

Die Frage verdient eine nähere Betrachtung und muss vordergründig eher verneint werden: die idiopathische Skoliose bei Säuglingen und Kleinkindern (Idiopathische Infantile Form: IIS) manifestiert sich überwiegend bei Jungen hochthorakal und linkskonvex (60-90%), die Prognose ist zudem günstig. Gleiches gilt für die sog. Gesichtsskoliosen und die Hüftdislokationen derselben Seite, welche sich spontan „verwachsen", sobald die Kinder eigenständig die Liegeseite wechseln können (Fernandes, Weinstein 2007).
Auf den Zusammenhang zwischen Rückenlage im Schlaf und Säuglingsskoliose wurde bereits hingewiesen.

Skoliosen bei Kindern von vier bis acht Jahren (Idiopathische Juvenile Form: IJS) scheinen dagegen eine Mittelposition einzunehmen, mit einem eher ausgeglichenen Verhältnis der Verbiegung und der Prognose, sie neigen mit zunehmenden Alter wohl mehr der adoleszenten Skoliose zu.

Die adoleszente Skoliose zeigt sich bei Jugendlichen, die in aller Regel keine Wirbelsäulenverformung im Vorfeld aufweisen. Es gibt Gründe anzunehmen, dass sich der den gesamten Skolioseprozess startende Flachrücken erst in der frühen Pubertät entwickelt; siehe Kapitel 12. In der Regel finden sich bei der adoleszenten Form keine Spontanheilungen mit Begradigung der Wirbelsäule.

Die Untersuchungen von Grauers mit Daten des schwedischen Zwillingsregisters lassen für keine Alters- bzw. Entwicklungsstufe der Kinder und Jugendlichen genetische Assoziationen zur idiopathischen Skoliose erkennen (Grauers 2015). Die Autorin hält daher die Unterscheidung von Skoliosen nach Entwicklungsstufen aus genetischer Sicht für wenig brauchbar. Es ist verführerisch diesen Gedanken im Lichte der Angiologischen Theorie aufzugreifen.

Warum sind Skoliosen der Säuglinge und Kleinkinder fast nur linkskonvex und prognostisch günstig?

Der Blick auf die Thoraxform gibt eine plausible Antwort: Säuglinge und Kleinkinder haben eine Dreiecksform des Brustkorbes, welche sich erst allmählich mit der Entfaltung der Lungenoberlappen und der Muskelentwicklung zur Zylinderform des Erwachsenen entwickelt. „Alle Patienten hatten einen kleinen Brustkorb, mit der Folge einer eingeschränkten Vitalkapazität und kardiovaskulären Funktion" (Fernandes, Weinstein 2007). Durch die großen Bauchorgane steht das Zwerchfell hoch und drängt Herz und Aorta nach oben. Die in diesem Alter große Thymusdrüse ragt in das vordere Mediastinum und verlagert Herz und Aorta zusätzlich nach hinten. Diese nimmt eine sog. hohe Rechtslage ein, welche die obere Hohlvene und die dort einmündende Vena azygos bedrängt. Die Venenobstruktion findet sich daher rechts unmittelbar in Höhe des Azygoswinkels – die Wirbelsäule weicht nach links aus in Form einer hohen Linkskonvexität. Auch der Rippenkäfig verändert sich bei Säuglingen skoliosetypisch mit Buckelbildung auf der Konvexseite durch den einseitigen Rippenschub. Die Prognose ist gut, da die wachsende Form des Brustkorbes die Gefäßabschnitte entlastet – über 90 % der Fälle begradigen sich spontan in ein bis zwei Jahren. Von Interesse ist dabei, dass sich diese Einflüsse an der Wirbelsäule des Menschen später noch nachweisen lassen, die oberen Segmente der Brustwirbelsäule zeigen eine geringe Verziehung nach links; diese findet sich aber nicht beim Tier (Kouwenhoven et al. 2006).

Die verblüffenden Erfolge der Behandlung frühkindlicher Skoliosen durch die einfache Empfehlung zur Bauchlage haben die Säuglingsskoliosen fast vollständig zum Verschwinden gebracht. Zuvor fanden sich Säuglingsskoliosen in 50 % in Edinburgh

(Schottland), dagegen in Boston, Massachusetts (USA) nur in 0,5 % (Wynne-Davies 1975). Es befremdet, dass dieser spektakuläre Erfolg keine nachhaltige Diskussion zum Wirkmechanismus unterschiedlicher Schlafpositionen ausgelöst hat. Nur so ist zu erklären, dass noch über viele Jahre die Schlafposition in Rückenlage in Gipsschalen propagiert wurde und bis heute die Bauchlage zur Grundbehandlung der adoleszenten Skoliose noch immer keinen Eingang gefunden hat. Mehrheitlich wird im Netz die nächtliche Rückenlage als die beste Schlafposition bei Skoliose empfohlen. Die nachweislich veränderte Position der Aorta in Bauch- und in Rückenlage (Sewastik et al. 1996) bieten eine rationale Erklärung für den Erfolg der Bauchlage, es gibt keinen Grund, warum diese nicht auch bei Jugendlichen und Erwachsenen (Adoleszenten) empfohlen werden soll.

Schwieriger zu interpretieren sind linkskonvexe Skoliosen bei älteren Kindern. Sie geben in allen Fällen Anlass nach Raumforderungen im Brustraum zu suchen, in erster Linie ist an Herzfehler mit vergrößerten Herzhöhlen und Tumoren im hinteren Thoraxabschnitt (Gangliome, Neurinome, Chondrome, Knochenzysten ...) zu denken. Nicht selten erweisen sich solche Fälle doch nicht als idiopathisch und sind einer gezielten Behandlung zuzuführen. Linksskoliosen der Brustwirbelsäule bei Jugendlichen gehören daher nicht zum Bild der idiopathischen Skoliose.

Man wundere sich nicht über eine breite Übergangszone der kindlichen zur adoleszenten Skoliosen, ist doch beispielsweise die Dimension des Wirbelkanals bereits um das sechste, die des Wirbelbogens um das achte Lebensjahr festgelegt, auch die für das Zeitfenster der adoleszenten Skoliose maßgebliche Reduzierung des Gefäßbettes (Vascular Pruning) beginnt bereits um das siebte oder achte Lebensjahr. Daher ist es sinnvoll die idiopathischen Skoliosen auch weiterhin nach Alters- und Entwicklungsstufen zu unterscheiden, es gibt aber gute Gründe von einem einheitlichen skoliogenen Prinzip auszugehen.

FAZIT

Es gibt gute Argumente für ein einheitliches skolioseerzeugendes Prinzip, das den idiopathischen Skoliosen aller Altersstufen zugrunde liegt. Die Verlegung des Venenabflusses in Höhe der oberen Hohlvene durch die hochsitzende Aorta liegt wohl den Säuglingsskoliosen zugrunde, die alleine durch die Bauchlage behoben werden kann. Es besteht eine gute Prognose, da das natürliche Wachstum des Brustkorbes und die Ausdehnung der Lunge die Aorta nach unten verlagert und den Venenstau beseitigt.

Der Grund für die schlechtere Prognose der AIS liegt in der Flachform des Brustkorbes, die erst in der frühen Pubertät entsteht. Diese bedrängt den Venenabfluss und die Wachstumsfugen fusionieren. Daraus ist abzuleiten, dass die konsequente Entlastung des Venenflusses im Brustraum das grundlegende Behandlungsprinzip aller idiopathischen Skoliosen sein muss.

19. WELCHE BEHANDLUNG LEITET SICH VON DER ANGIOLOGISCHEN THEORIE AB?

Was kann ich selbst tun? Und wann? Welche neuen Ansätze lassen sich ableiten?

Hier muss notwendigerweise Neuland betreten werden, da die Angiologische Theorie der AIS gänzlich andere Vorstellungen entwickelt, die sich von biomechanischen Konzepten unterscheiden.

1. Eine biomechanische Empfehlung ist voranzustellen, die empirisch gut begründet ist: Kinder und Jugendliche mit Skoliose sollten bevorzugt auf dem Bauch bzw. in Bauchseitenlage schlafen. Hintergrund ist der großartige Erfolg bei der frühkindlichen Skoliose, welche durch die Bauchlage rasch und praktisch vollständig zum Verschwinden gebracht wurde. Röntgenaufnahmen in Bauchlage lassen erkennen, dass die Aorta nach vorne und medial wandert – d.h. in ihre Normallage - und damit die Venendrainage entlastet. Es gibt keinen Grund, warum diese einfache Empfehlung nicht auch bei Adoleszenten konsequent Anwendung finden sollte. Diese grundlegende Maßnahme wurde übersehen, weil das pathogenetische Prinzip der Skolioseentstehung nie ernsthaft hinterfragt und verstanden wurde und die Lehren aus Dauerzwangshaltungen der Kinder in Rückenlage, beispielsweise bei Lähmungen, mit Skoliosen in praktisch allen Fällen, vergessen wurden.

2. Eine Schlafposition in Rückenlage kann verhältnismäßig einfach durch ein „Rucksacksystem" verhindert werden. In jedem Fall sind Liegeschalen oder Korsetts für eine nächtliche Rückenlage abzulehnen. Dies ist wichtig, denn gewachsen wird in der Nacht! Aktuell noch mehrheitliche Empfehlungen der Orthopädie, die gerade eine Liegeposition in Rückenlage bei Skoliose propagieren, ggf. mit Stützrolle unter den Knien „um die

Wirbelsäule zu entlasten", sind aus Sicht der Angiologischen Theorie nicht nur falsch, sondern auch kontraproduktiv. Es muss ferner angenommen werden, dass der für die AIS so bedeutsame Flachrücken, der die Skoliose auslöst, erst in der frühen Pubertät entsteht. Die nächtliche Liegeposition auf dem Rücken dürfte daran entscheidenden Anteil haben; siehe Kapitel 12.

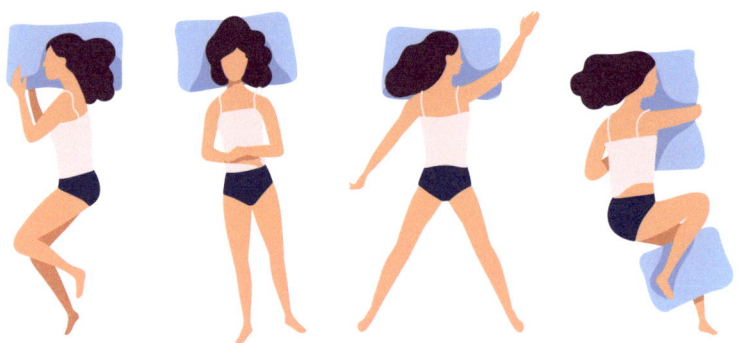

Abbildung 19: Liegepositionen in der Nacht. Die Rückenlage ist zu vermeiden, da sie den Venenfluss aus der Wirbelsäule behindert und wohl auch für die Flachrückenbildung in der Frühpubertät verantwortlich ist. Vorteilhaft ist die Bauchlage oder die Bauchseitenlage, welche die Kyphoseform der BWS unterstützt.
Das Zurückgleiten in die Rückenlage kann mit einem Rucksack verhindert werden. Auf die richtige Schlafposition sollte bereits ab dem siebten Lebensjahr geachtet werden. In dieser Zeit beginnen die ersten entscheidenden Veränderungen der Skoliose.

Es muss betont werden, dass die aktuellen, im Internet mehrheitlich verbreiteten Empfehlungen zur Liegeposition auf dem Rücken eine möglichst entspannte Ruhelage im Blick haben, die Bauchlage soll dagegen besonders unkomfortabel und ungesund sein. Solche Empfehlungen sind intuitiv und wohlmeinend, mit Blick auf die Skolioseentstehung sind sie aber unbrauchbar und sogar schädlich. Es geht nicht um herzenswarme Ratschläge, es geht um biologisch-funktionelle Sachverhalte und die Lehren aus der Medizingeschichte! Die nächtliche Bauchlage bzw. Bauchseitenlage ist die beste Gewähr für den Erhalt einer normalen Brustwirbelsäulen-Kyphose und schützt vor dem Flachrücken, der am Anfang des Skolioseprozesses steht.

3. Eine mechanische Beeinflussung der Fehlform der Wirbelsäule mit Flachrücken oder Lordose erscheint schwierig, wäre aber wünschenswert, da sie unmittelbar Einfluss hat auf die Position der Aorta. Von biomechanischen Konzepten zur externen Einwirkung auf die Wirbelsäulenform (Korsetts, Skoliose-gymnastik) ist aufgrund der bisherigen Erfahrungen keine nachhaltige Beeinflussung zu erwarten. In Anwendung sind bereits Geräte, welche die Dornfortsätze spreizen und eine Hebelwirkung auf die Wirbelsäulenform ausüben können. In Tierversuchen soll die Wiederherstellung einer physiologischen Brustwirbelsäulen-Kyphose zum Verschwinden skoliotischer Verformungen geführt haben (Dickson et al. 1984). Bei seitlichen Verbiegungen wäre an metallische Krampen zu denken, welche konvexseitig zwischen den Wirbelkörpern angebracht die weitere Progression verhindern sollten. Man muss sich aber bewusst sein, dass damit das Wachstum der gesamten Wirbelsäule zum Stillstand kommt.

4. Auch eine Beeinflussung der Gefäßlage ist denkbar, so könnte die Aorta unabhängig von ihrer Position unterfüttert werden, um den Venenfluss im Kreuzungsgebiet der Verbindungsvenen der Vena hemiazygos zu erleichtern. Die Venen könnten auch präaortal geführt werden – dies ist auch eine bekannte Normalvariante der Venen – oder mit weiteren gleichseitigen Gefäßen kurz geschlossen werden. In allen Fällen könnte ein direkter Eingriff an der Wirbelsäule vermieden werden mit einem erheblich weniger invasiven Vorgehen. Es fehlen dazu gezielte Untersuchungen, da die Bedeutung der Wirbelsäulenvenen bei der Skolioseentstehung bislang übersehen wurde; hier besteht dringend Forschungsbedarf, der operativen Interventionen bei der idiopathischen Skoliose neue Tätigkeitsfelder erschließt.

5. Behandlungserfolge beim May-Thurner-Syndrom lassen auch bei Skoliosen an eine Einflussnahme auf das Blutgerinnungssystem denken. Thrombotische Mikroinsulte im Knochen sind bei Skoliosen beschrieben, eine Einflussnahme auf die Blutgerinnung in der Zeit der Wachstumsdynamik der Skoliose liegt nahe. Zu denken wäre in erster Linie an Thrombozytenaggregationshemmer (TAH), welche die Fließfähigkeit des Blutes verbessern und Thrombosen verhindern könnten. Solche Behandlungen sind jedoch nicht frei von Nebenwirkungen und im Falle der Azetylsalizylsäure bei Kindern und Jugendlichen sogar bedenklich (Reye-Syndrom) – Behandlungsempfehlungen können daher gegenwärtig nicht ausgesprochen werden.

FAZIT

Von der Angiologischen Theorie leiten sich Empfehlungen ab zur Schlafposition in Bauchlage bzw. in Bauchseitenlage. Wichtig ist dabei zu beachten, dass sich ein Flachrücken, der die Skoliose einleitet, bereits ab dem siebten Lebensjahr auszubilden beginnt. Diese Phase sollte nicht übersehen werden und muss in ein Skoliosescreening aufgenommen werden. Ein präventiv ausgerichtetes AIS-Screening muss daher früher beginnen (siehe Australien) als es die übliche Definition der AIS vorgibt mit einem Beginn erst ab dem zehnten Lebensjahr. Es werden medikamentöse und gefäßorientierte Behandlungsoptionen aufgezeigt, die zum gegenwärtigen Zeitpunkt aber nicht etabliert sind. Es besteht Handlungsbedarf an Studien zu neuen Behandlungsansätzen im Lichte der Angiologischen Theorie.

20. ZUSAMMENFASSUNG

Der Erkenntnisbeitrag der Angiologischen Theorie zum Skolioseproblem ist bedeutend, bietet sie doch erstmals eine rationale Erklärung zum Entstehen des Flachrückens und der idiopathischen Skoliose und eine davon ableitbare Prävention, die jedermann umsetzen kann.

Die Anlage zur Skoliose findet sich in uns allen und begründet sich in unserer Anatomie durch die auffallende Asymmetrie der arteriellen und der venösen Blutgefäße mit einer Kreuzung vor der Brustwirbelsäule. Da aus konstruktiven Gründen die Venen der linken Seite das Blut nach rechts führen müssen, kommt es zu einer Verlegung der Venen zwischen Wirbelsäule und Aorta; damit kommt es zu einem einseitigen Rückstau des Venenblutes. Durch die Aufrichtung des Rumpfes wandert die Wirbelsäule nach vorne und die Aorta nach hinten. Tiere sind bei vergleichbarer Gefäßanlage durch die Horizontallage des Brustkorbes geschützt, da die Organe nach unten zum Brustbein gerichtet sind.

Die Entstehung der Skoliose in der frühen Pubertät erklärt sich über die endgültige Reifung des Gefäßsystems im Knochen, das Vascular Pruning. Die bei Kindern doppelte Gefäßarchitektur wird gestrafft, die Verbindungsvenen im Knochen verschwinden. Der Blutfluss wird zur Einbahnstraße und muss auf der linken Seite vor der Wirbelsäule nach rechts kreuzen. Der Rückstau des Venenblutes erfolgt daher nur einseitig, die Folgen sind lokaler Hochdruck, Übersäuerung und Sauerstoffmangel im Knochen - dies führt zum Verschluss der Wachstumsfugen der linken Seite. Auch das Wachstum des Brustkorbs bleibt dort zurück, während die Gegenseite weiter normal wächst mit einer Seitverbiegung (Konvexität) nach rechts; durch das Wachstum der Rippen entsteht ein einseitiger Rippenbuckel. Dies ist die einzige Rotation bei Skoliose.

Mädchen sind von Skoliosen häufiger und schwerer betroffen, die Form ihres Brustkorbes ist eher flach („Bohnenform" im CT) und bietet den Organen im Brustraum weniger Platz. Jungen weisen eher rundliche Formen des Brustkorbes („Fassform") auf, der Venenfluss aus der Wirbelsäule hat mehr Platz, die Aorta ist vor der Wirbelsäule mittig platziert.

Die Ursache des Flachrückens gilt als unbekannt, eine genetische Ursache ist unwahrscheinlich. Vermutlich entsteht der Flachrücken erst in der frühen Pubertät und hängt mit der Gefäßreifung im Knochen zusammen. Es kann angenommen werden, dass die Rückenlage im Schlaf die Ursache dafür ist. Die Skoliose ist damit ein Mehrstufenprozess (Flachrücken > Flachbrust > Aortenverlagerung > Skoliose), der in der frühen Pubertät rasch aufeinander folgt. Man muss dabei wissen, dass das Wirbelsäulenwachstum wesentlich in der Nacht erfolgt, daher ist die richtige Schlafposition von allergrößter Bedeutung.

Die Gefäßveränderungen beginnen bereits um das siebte Lebensjahr, es muss also entsprechend früh auf die richtige Schlafposition geachtet werden. Man darf daher nicht warten bis das Fehlwachstum der Wirbelsäule zu weit fortgeschritten ist. Bei fortgeschrittenen Fällen, ob vorbehandelt oder nicht, bleibt nur noch der chirurgische Eingriff, um weiteren Verschlimmerungen vorzubeugen. Damit geht die Funktion des Achsenorgans in den versteiften Abschnitten lebenslang verloren.

Die konservativen Konzepte der Orthopädie zur Behandlung der Skoliose haben deshalb auch nicht Eingang gefunden in ein flächendeckendes Screening. Für alle Formen der Biomechanik und Krankengymnastik fehlen in kritischen Dokumentationen und Übersichtsarbeiten bis in die jüngste Zeit die Belege einer präventiven Wirkung auf den Skolioseprozess. Auch zur Behandlung mit Korsetts lassen kritische Übersichtsarbeiten Zweifel am präventiven Erfolg erkennen. Gleiches gilt auch für alle Versuche eine erbliche Ursache der idiopathischen Skoliose aufzudecken. Bis in jüngste Zeit sind alle Studien unschlüssig und ohne praktischen Nutzen, sie finden konsequenterweise auch keinen Eingang in genetische Beratungen.

Als Hilfe zur Selbsthilfe ist die wichtigste Botschaft, die Vermeidung der Rückenlage im Schlaf. Diese einfache Maßnahme half bereits die Säuglingsskoliosen zum Verschwinden zu bringen und es gibt Gründe zu der Annahme, dass auch der skolioseerzeugende Flachrücken in der Pubertät auf die Schlafposition in Rückenlage zurück zu führen ist. Dies bedeutet, dass sich Fehlform und Fehlwachstum der Wirbelsäule von demselben Prozess des Gefäßumbaus im Knochen ableitet lassen (siehe auch FAQs).

Von der Angiologischen Theorie lassen sich erstmals Empfehlungen, Behandlungen und Eingriffe ableiten, die kausal auf das skolioseerzeugende Prinzip der idiopathischen Skoliose ausgerichtet sind. Die ersten und bedeutendsten Schritte kann und muss man selbst umsetzen. Damit verbindet sich die Hoffnung in Zukunft der Verformung der Wirbelsäule früh und wirksam mit einem besser angepaßten Skoliosescreening entgegen zu treten und die schwerwiegenden Folgen der Wirbelsäulenchirurgie zu vermeiden.

Man sollte hier die Widerstände von professioneller Seite nicht unterschätzen. Gerade die Spezialisten in dem Fach werden den Ansatz der Angiologischen Theorie nicht ohne weiteres akzeptieren: **damnant quod non intellligunt** (sie verurteilen was sie nicht einsehen). Verstehen Sie das als die Geburtswehen, die revolutionären Gedanken immer anhaften - es gehört zum Wesen der Wissenschaft. Vielfach lösen sich solche Probleme nur chronologisch bis eine neue Generation von Fachleuten heranwächst - die dann neue Widerstände kultivieren wird.

FAQs ZUR AIS

Besteht die Gefahr, dass Eltern mit idiopathischer Skoliose das Merkmal an die Kinder weitergeben?

Nein, es bestehen keine Bedenken! Entgegen allen Behauptungen einer familiären Häufung der Skoliosen, oder höherer Risiken bei Verwandten ersten Grades, fehlen belastbare Daten, ein genetischer Übertragungsmodus ist unbekannt. Studien zur Genetik der idiopathischen Skoliosen – egal ob die infantile, juvenile oder adoleszente Variante – bieten dazu keine seriösen Belege, genetische Studien sind bis in die jüngste Zeit spektakulär ergebnislos. Adoleszente Idiopathische Skoliosen (AIS) sind bis heute nicht Thema genetischer Beratungen – und das wird auch so bleiben. Lassen Sie sich nicht verunsichern, hier wird in der Literatur unkritisch voneinander abgeschrieben. Auch für die Partnerwahl gilt, dass es keine Einschränkungen gibt.

Anders sind die Verhältnisse bei angeborenen Syndromen, zu deren buntem Bild auch eine Skoliose gehören kann. Diese sind aber eben nicht AIS, sondern schwere und sehr komplexe Skelettschäden, die sich als progredient erweisen. Solche Erkrankungen sind überaus selten und mit idiopathischen Skoliosen nicht zu verwechseln.

Sind Röntgenaufnahmen der Wirbelsäule für Verlaufsbeobachtungen gefährlich?

Es gibt ernste Bedenken, dass Röntgenstrahlen im Rahmen von Verlaufskontrollen bei Skoliosen auch noch nach Jahrzehnten zu Langzeitfolgen führen können mit Krebserkrankungen der Brustdrüsen und ggf. weiteren Organen. Mit MRT-Untersuchungen der Wirbelsäule lässt sich diese Gefahr künftig umgehen, da magnetische Effekte genutzt werden, von denen kein Strahlenrisiko ausgeht. MRT-Schichtbilder haben zudem den Vorteil, dass sie mögliche Skolioseursachen durch Herzfehler, Tumoren und

Raumforderungen aller Art im Brustraum oder Rückenmark wesentlich sensitiver erfassen als gewöhnliche Röntgenfilme. Spezielle MRT-Techniken bieten zudem sehr aussagekräftige Funktionsbilder des Knochens, der Durchblutung usw. neben der anatomisch korrekten Darstellung der interessierenden Strukturen. Gerade bei „unkonventionellen" Skoliosen z.B. mit Linksschwingung der Brustwirbelsäule sind MRT-Untersuchungen immer zu empfehlen, da sich vielfach behandelbare Ursachen auffinden lassen.

Konventionelle Röntgenaufnahmen der Brustorgane, auch wenn sie heute mit deutlich geringeren Strahlendosen auskommen, sind für Screeninguntersuchungen an Kindern und Jugendlichen heute nicht mehr indiziert. Risiken von strahlenbedingten Spätschäden sind nicht gänzlich auszuschließen, heute gibt es unschädliche und erheblich aussagekräftigere Methoden.

Welche Sportarten sind bei Skoliose erlaubt? Welche Berufe sind verschlossen?

Grundsätzlich sind alle Sportarten erlaubt. Es gibt keine Belege, dass irgendeine Sportart negative Folgen auf den Verlauf einer Skoliose hätte. Der umgekehrte Schluss ist aber auch richtig: keine Sportart und kein krankengymnastisches Verfahren, auch wenn es speziell auf Skoliosen zugeschnitten sein soll, kann bisher überzeugend den Verlauf der Skoliose beeinflussen. Da die idiopathische Skoliose keine biomechanische Ursache hat ist sie mit biomechanischen Behandlungen auch nicht entscheidend zu beeinflussen.

Leider fehlen bislang Marker oder Untersuchungsmethoden, die den individuellen Verlauf einer Skoliose zuverlässig vorhersagen lässt; aus Erfahrung wissen wir, dass gut 90% der Skoliosen gutartig verlaufen ohne bedenkliche Progression. Bewegungsübungen sind von allgemeinem Nutzen für Fitness, Leistungsfähigkeit, Selbstwertgefühl und Sozialkontakte, sie haben aber keinen speziell skolioseverhütenden Effekt. Dies belegt eine Reihe autorisierter Untersuchungen bis in die jüngste Zeit.

Gleiches gilt für die Berufswahl, es gibt keinen Grund Träger von Skoliosen von gewissen Berufen von vorne herein auszuschließen. Für eine Reihe von Berufen gibt es Einschränkungen für Träger höhergradiger Skoliosen (Soldaten, Polizisten, Piloten ...), eine individuelle Berufsberatung und ggf. Leistungsuntersuchung kann hier Klarheit schaffen. Das Wirbelsäulenwachstum kann um das 15. Lebensjahr als abgeschlossen gelten, vor dieser Zeit ist die individuelle Prognose bezüglich der Verformung noch unsicher. Einige Fugen des Bogenapparates schließen erst nach dem zwanzigsten Lebensjahr, sie sind aber für die Skoliose selbst nicht von Bedeutung.

Nur bei den seltenen Fällen deutlicher Einschränkungen der Lungenfunktion mit oder ohne eine chronische Rechtsherzbelastung bestehen Bedenken, solche Fälle sind durch die Art der Leistungslimitierung aber unmittelbar einsichtig. Nur in diesen Fällen kann die Lebenserwartung von Skolioseträgern eingeschränkt sein.

Was kann ich selbst tun bei Skoliose?

Das ist ein ganz wichtiger Punkt! Das wichtigste ist die Schlafposition in der Nacht, denn in der Nacht wird gewachsen! Die raschen und verblüffenden Erfolge bei Skoliosen der Säuglinge und Kleinkinder durch die Bauchlage wurden nie gründlich hinterfragt und der bedeutsame präventive Effekt bis heute nicht verstanden. Die Lehren aus der Schlafposition haben daher keinen Eingang in Behandlungsempfehlungen zur AIS gefunden. Im Netz wird mehrheitlich bei Skoliose die nächtliche Rückenlage empfohlen.

Radiologisch gesichert ist die Positionsänderung von Aorta und Herz bei Bauchlage; damit wird der Venenfluss aus der Wirbelsäule entlastet. Diese Veränderung der Organlage ist die rationale Grundlage zur Empfehlung zur Bauchlage auch bei den Jugendlichen mit Skoliosen. Hilfreich zur Vermeidung einer

Rückenlage im Schlaf könnte ein Rucksack sein – hier sind der Phantasie keine Grenzen gesetzt.

Orthopädische Liegeschalen zur Skoliosekorrektur, die eine dauerhafte Rückenlage fordern sind aus Sicht der Angiologischen Theorie streng verboten; sie bewirken einen gegenteiligen Effekt, ebenso orthopädische Korsetts für die Rückenlage. Die Misserfolge solcher Behandlungen, die auf völlig falschen biomechanischen Vorstellungen beruhen, sprechen für sich. Erkennt man, dass die Skoliose keine biomechanische Ursache hat, erschließt sich, warum sie durch äußere Beeinflussung nicht erfolgreich zu behandeln ist. Daran kranken bislang auch alle Konzepte zur Prävention nach Screeninguntersuchungen.

Warum ist die Liegeposition in der Nacht so wichtig?

Wie schon gesagt, gewachsen wird in der Nacht. Das Wachstum wird von zwei bedeutenden Hormonen gesteuert, die gegensätzliche Wirkung entfalten: Melatonin und Cortison. Das Wachstumshormon Melatonin ändert im Tages- und Nachtverlauf den Spiegel, der in der Nacht zwischen 24 Uhr und 6 Uhr maximal ist – dann wird gewachsen. Cortison ist gegenteilig getaktet – der Spiegel ist zwischen 24 Uhr und 6 Uhr minimal. Die Gabe von Cortison als Medikament unterdrückt das Körperwachstum von Kindern und Jugendlichen wirksam, das ist in der Medizin als Nebenwirkung lange schon bekannt.

Tief in der Nacht wird die hormonelle Wirkung auf die Wachstumsfugen optimiert, die Empfänglichkeit der Wirbelsäule für skolioseerzeugende Einflüsse ist dann am größten! Dann also muss die Schlafposition stimmen. Die Rückenlage fördert beim Jugendlichen offenbar die Flachrückenentwicklung durch Wachstumsreiz auf die vorderen Wachstumsfugen der Wirbelkörper. Bei Kindern wird ein Flachrücken bislang nicht gehäuft beschrieben, offenbar kommt es erst durch die Veränderungen der Gefäße im Knochen in der Frühpubertät zur Flachrückenbildung, die nahtlos und rasch in die Skoliose übergeht. Alle weiteren Wirkungen mit Verformung des Brustkorbes und Verschiebung der Aorta leiten sich davon ab.

Wie soll die Bauchlage aussehen? Optimal ist eine Bauchlage oder Bauch-Seitenlage im Wechsel. Diese kann mit einem Kissen unter der Brust optimiert werden, dies entlastet die Halswirbelsäule und unterstützt die nächtliche Wirbelsäulenkrümmung (Kyphose), die erwünscht ist. Am besten wird das obere Bein stark angewinkelt und bringt damit Brustkorb und Becken in eine Linie ohne Verdrehung. Erlaubt ist auch die Seitenlage. Wer immer wieder auf den Rücken rutscht bekommt einen Rucksack mit Bauchgurt.

Was ist die Ursache des Flachrückens?

Die Ursache gilt als unbekannt, eine genetische Ursache kann praktisch ausgeschlossen werden. Ein Flachrücken gilt als eine wesentliche Voraussetzung der AIS, wobei die kindlichen und juvenilen Formen der idiopathischen Skoliose diese Fehlform offenbar nicht aufweisen. So finden sich keine Hinweise, dass in der Kindheit ein Flachrücken gehäuft beobachtet wird, vielmehr stimmen die Autoren überein, dass die AIS an zuvor völlig unauffälligen Wirbelsäulen auftritt. Dies spricht sehr dafür, dass ein Flachrücken wohl erst in der Frühpubertät entsteht, aber der Beobachtung entgeht: Jugendliche in diesem Alter behalten ihre körperlichen Veränderungen gerne für sich.

Betont wird in der Literatur, dass in der Frühpubertät ein Schub des Wirbelsäulenwachstums eintritt über das normale Körperwachstum hinaus – dies ist am ehesten die Streckung der Brustwirbelsäule zum Flachrücken. Der immer wieder bestätigte geringere BMI der Jugendlichen mit AIS findet hier seine einfache Erklärung: Der BMI ist der Quotient aus Körpergewicht und Körperlänge im Quadrat. Ein Längengewinn von 5 cm macht bei einem Körpergewicht von 75 KG ca. einen BMI-Punkt aus.

Der Ursprung des Flachrückens lässt sich aus der Angiologischen Theorie ableiten: die nächtliche Rückenlage flacht die Brustwirbelsäule ab und spreizt die vorderen Wachstumsfugen der Brustwirbelsäule. Aber dies gilt auch für Kinder, was verändert sich in der Pubertät? Durch die Straffung des Gefäßbettes im Knochen (Vascular Pruning) geht der Druckausgleich im Gefäßbett des Knochens verloren, die Wachstumsfugen reagieren auf Zug mit einem Pluswachstum der vorderen Wirbelkörperabschnitte. Die Brustwirbelsäule wird flach, die Wirbelsäule wandert im Brustraum nach vorne, der Brustkorb wird zur Bohnenform. Die Aorta wird nach hinten verlagert und behindert den Venenblutfluss, die Wachstumsfugen reagieren auf Druck mit Stillstand. Damit folgen die Entwicklung des Flachrückens und die Seitverbiegung demselben krankmachenden Prinzip, das sich von der natürlichen Gefäßentwicklung im Knochen ableitet. Daher muss die Rückenlage in der Nacht konsequent vermieden werden. Dies ist die bedeutendste präventive Maßnahme, die ohne jede fremde Hilfe auskommt!

Warum sind Mädchen häufiger von Skoliosen betroffen?

Auf diese wichtige Frage gibt es in der Literatur keine brauchbare Antwort, die Fragestellung wird nicht einmal behandelt. Geringgradige Skoliosen sind bei Mädchen und Jungen gleich verteilt, die schwergradigen Verformungen aber bei Mädchen bis zu zehnmal häufiger. Wie kann man sich das erklären?

Eigene Untersuchungen deuten darauf hin, dass Mädchen wohl anders schlafen als Jungen: sie drehen sich viel weniger in der Nacht! Eine Rückenlage wird dann erheblich länger eingenommen und damit der Venenabfluss längere Zeit behindert. Manche klagen über Rückenschmerzen in Rückenlage, die als „Wachstumsschmerz" interpretiert werden. Möglicherweise findet sich bei Mädchen auch eine hormonell bedingt höhere Thromboseneigung im Knochen bei Skoliose. Störungen der Blutgerinnung werden vor Operationen nicht selten festgestellt, sie deuten auf einen chronisch erhöhten

Verbrauch von Gerinnungsfaktoren. Blutungen sind im Alltag allerdings nicht gehäuft, Skolioseträger sind keine „Bluter" mit angeborenen Gerinnungsdefekten.

Wie auch immer – das Körperwachstum erfolgt in der Nacht, dann ist die Schlaflage entscheidend. Und noch etwas – die Veränderungen der Wirbelsäule bei der AIS beginnen bereits um das siebte oder achte Lebensjahr mit einem zunächst kaum bemerkten Flachrücken, erst danach entsteht die Seitverbiegung der Wirbelsäule. Eine Schlafposition auf dem Rücken muss daher bereits deutlich früher vermieden werden.

Warum sind bisherige Empfehlungen zur nächtlichen Rückenlage bei Skoliose falsch?

Man darf sich nicht verunsichern lassen: die Mehrzahl der Empfehlungen zu einer „gesunden" Schlafposition deuten auf die Rückenlage. Dies ist falsch! Auch bei Säuglingen wird nur noch die Rückenlage empfohlen, weil sie den besten Schutz vor dem frühkindlichen Kindstod bieten soll. Die bedeutenden Erfolge zur Prävention der Säuglingsskoliose durch Bauchlage hat man in der Medizin offenbar wieder vergessen, ebenso die schlechten Erfahrungen bei erzwungenen Liegepositionen bei Kindern und Jugendlichen auf dem Rücken, etwa bei Lähmungen oder Langzeitbeatmungen. Diese Kinder entwickeln zu fast hundert Prozent Skoliosen. Es kann auch nicht nachvollzogen werden, dass noch immer empfohlen wird Korsetts in der Nacht in Rückenlage zu tragen.

Aus Sicht der Angiologischen Theorie ist die einzige Prävention des Flachrückens - und damit der AIS - die Vermeidung der Rückenlage. Bei Kindern wird ein Flachrücken offenbar nicht gehäuft beobachtet, die Aufrichtung der Brustwirbelsäule entsteht wohl erst in der frühen Pubertät. In der Literatur finden sich keine Ausführungen, wann und wodurch ein Flachrücken entsteht – diese für die Skolioseentwicklung so bedeutsame Veränderung ist bisher nicht ausreichend dokumentiert. Auch fehlen Untersuchungen, ob sich bei Jungen und Mädchen unterschiedliche Häufungen oder Schweregrade finden. Dies ist ein schweres Versäumnis, denn Flachrücken/Lordose der Brustwirbelsäule sind der Dreh- und Angelpunkt der Skoliose unseres Achsenorgans. Eine wirksame Prävention muss daher auf die Vermeidung des Flachrückens zielen.

Die mehrheitlich verbreiteten Empfehlungen zur Schlafposition in Rückenlage sind kontraproduktiv und stehen in Widerspruch zu den historischen Erfahrungen der Skoliosebehandlung. Wohlmeinende Ratschläge zur richtigen Liegeposition und alle Anleitungen zum „Gesundhüpfen" ohne Verständnis der biologischen Prozesse sind unbrauchbar.

Gibt es Medikamente, die den Skolioseverlauf beeinflussen?

Es ist sehr verführerisch aus der angiologischen Theorie eine Behandlung abzuleiten, welche auf den Blutfluss und die Blutgerinnung zielt. Es ist auch festzuhalten, dass die Behandlung des May-Thurner-Syndroms – bei dem eine vergleichbare Behinderung des Venenflusses im Bauchraum vorliegt – erfolgreich mit Thrombozytenaggregationshemmern (TAH) erfolgen kann. Der gewünschte Effekt ist eine bessere Fließfähigkeit des Blutes und eine Verhinderung von Thrombosen im Becken und im Bein. Doch keine falsche Euphorie: solche Medikamente sind für Kinder und Jugendliche nicht zugelassen oder doch nur unter klaren Indikationen (Verwendungszweck) und strengen Kontrollen zu verwenden. Im Falle der bekannten Azetylsalizylsäure (ASS) sind seltene, aber bedenkliche Reaktionen (Reye-Syndrom) beschrieben worden. Heroische Selbstversuche sind verboten!

Auf dieser Grundlage kann eine Empfehlung zur Verwendung dieser Medikamente zur Skolioseprophylaxe derzeit nicht empfohlen werden. Hierzu sind kontrollierte klinische Studien erforderlich.

Wird sich meine Skoliose verschlechtern, sind häufige Kontrollen erforderlich?

Diese Frage kann aus heutiger Sicht nicht befriedigend beantwortet werden. Es ist in der Orthopädie bekannt, dass sich etwa 90 % der Skoliosen relativ gutartig verhalten und eigentlich keine weiteren Kontrollen und auch keine Behandlung mit Krankengymnastik oder Korsetts erfordern. Aber welche es sind, die progredient verlaufen und warum weiß man nicht. In der Orthopädie wird empfohlen, dass höhergradige Skoliosen noch vor Ende des maximalen Wachstumsschubes kurzfristig kontrolliert und frühzeitig mit Korsett behandelt werden sollen, um der Progression vorzubeugen. Die Fragwürdigkeit der konservativen Behandlung allgemein mit Krankengymnastik und Korsetts wurde bereits ausgeführt. Auch die Hoffnungen auf einen genetischen Test zur Erkennung der progredienten Fälle haben enttäuscht, der Test ist vom Markt verschwunden.

Neuerdings richtet sich der Blick auf Störungen der Blutgerinnung bei AIS, bekanntlich verlaufen Skolioseoperationen gehäuft mit unerwartet großen Blutverlusten. Genauere Untersuchungen in jüngster Zeit deuten darauf hin, dass progrediente Skoliosen möglicherweise mit gezielten Blutgerinnungstests identifiziert werden können, die auf einen chronischen Verbrauch von Gerinnungs-faktoren zielen. Hier sind weitere Untersuchungen erforderlich. Schwere, progrediente Verläufe gehen möglicherweise mit Thrombosen der Wirbelsäulenvenen einher; dies lässt sich mit modernen Untersuchungsmethoden überprüfen. Gezielte Untersuchungen dazu fehlen.

Hat die Angiologische Theorie hier einen Vorschlag? Mit Blick auf die kritische Position der Aorta sind solche Fälle problematisch, wo sich die Lage der Vena hemiazygos vor den Rippenköpfchen befindet. Dort ist die Abflussbehinderung des Venenblutes am größten, die Wirkung auf die Wachstumsfugen maximal. Solche Fälle mit Flachrücken und einer maximal dorsalen Position der Aorta sind daher mutmaßlich für eine Verschlimmerung von Skoliosen besonders anfällig. Möglicherweise lässt sich daraus ein Score entwickeln, der die anatomischen Verhältnisse einbezieht. In allen Fällen früher und progredienter Skoliosen sollte, um diese Landmarken zu bestimmen, ein MRT gefertigt werden, damit können zugleich andere behandelbare Skolioseursachen (z. B. Raumforderungen) ausgeschlossen werden.

Sind Screeninguntersuchungen für Adoleszente Idiopathische Skoliosen sinnvoll?

Diese Frage ist meines Erachtens noch nicht abschließend zu beantworten. Grundsätzlich kann ein allgemeines Scoliosescreening in der Schule etabliert werden mit einem vertretbaren Aufwand und ohne wesentliche Gefahren, sofern auf die heute bei Kindern und Jugendlichen unangebrachten Röntgenstrahlen verzichtet wird. Der erste Schritt könnte in die Hände von geschulten Lehrern oder Physiotherapeuten gelegt werden (ADAMS-Vorbeugetest, Skoliometer ...). In Australien wird ein nationales Programm zur Selbstfeststellung der Skoliose propagiert, das auf dem Vorbeugetest und den äußeren Merkmalen der Skoliose beruht. Es bezieht sich allerdings nur auf Mädchen und empfiehlt ein Screening bereits ab dem siebten (!) Lebensjahr. Das frühe Screening ist notwendig, um beizeiten die Flachrückenbildung – egal bei welchem Geschlecht - zu erfassen. Dann muss gehandelt werden, aber auch richtig: siehe die FAQs zur Schlafposition.

In allen Fällen aber muss hinter dem Screening ein Konzept stehen, das eine sinnvolle und anerkannt erfolgreiche Weiterbetreuung bietet. Uneinigkeit besteht zu den Behandlungsoptionen, überwiegend werden Methoden mit der Anwendung von Yoga, Physiotherapie, Chiropraxis, Naturheilkunde usw. als nicht erfolgreich oder nicht belegbar abgelehnt. Auch die Anwendung von Korsetts wird überwiegend kritisch beurteilt. Alle etablierten Methoden sind und bleiben unbefriedigend - welcher Experte gibt das schon gerne zu?

Radiologische Kontrollen sind immer dann sinnvoll, wenn eine unkonventionelle Krümmung vorliegt (z. B. Linksskoliose der Brustwirbelsäule), oder eine frühe und ausgeprägte Verformung – dabei muss immer an eine Ursache durch eine Raumforderung (Neurinom, Fibrom ...) gedacht werden, die behandelbar ist; Methode der Wahl ist die Kernspintomographie (MRT) mit sehr guter Darstellung der anatomischen Strukturen und **ohne** Strahlenrisiko.

Das Inventar der Prävention und der Behandlung nach Screening ist im Lichte der Angiologischen Theorie neu zu bewerten, dazu bedarf es innovativer Ansätze, welche primär auf die Behandlung der Venenobstruktion bzw. des Blutflusses zielen. Hier ist interdisziplinäres Wissen gefragt mit kontrollierten klinischen Studien und neuen Therapieansätzen.

Was ist bei progredienten Skoliosen zu beachten?

Bei Skoliosen von zwanzig Winkelgraden oder darüber, die offensichtlich nicht zu einem Stillstand gelangt sind, sollte eine gezielte Untersuchung des Herzens und der Wirbelsäule mit der Frage nach Raumforderungen oder Tumoren vorgenommen werden. Auszuschließen sind Raumforderungen, die das Venensystem der Wirbelsäule bedrängen, z.B. Herzfehler mit Vorhoferweiterung, Septumdefekte, Aortenvergrößerungen, Isthmusstenosen ..., ferner Tumoren der spinalen und präspinalen Strukturen wie Gangliome, Neurinome, Syringen ... . Hier helfen MRT-Kontrollen weiter, die hinsichtlich der Strahlenbelastung unbedenklich sind. So sind MRT-Untersuchungen im Rahmen einer zu fordernden Neuausrichtung des Skoliosescreenings bedenkenswert, da raumfordernde Prozesse früh erfasst werden können und einer effektiven Behandlung zuzuführen sind. Mit Blick auf das Erklärungspotential der Angiologischen Theorie und erweiterten Möglichkeiten einer Frühintervention muss die Frage nach einem Skoliosescreening der AIS daher neu erwogen werden.

Aus Sicht der Angiologischen Theorie sollten Thrombosen im Azygos-Hemiazygos-Venensystem ausgeschlossen werden, es muss damit gerechnet werden, dass solche verzweifelte Fälle zu unaufhaltsamen und schweren Verformungen der Wirbelsäule neigen. Neuere Untersuchungen deuten darauf hin, dass bei AIS ein erhöhter Verbrauch von Blutgerinnungsfaktoren vorliegt, wie er beispielsweise bei gleichzeitig erhöhten Thrombosen und Thromboseauflösungen vorkommen kann. Hier braucht es unbedingt noch weitere Studien, welche die Möglichkeiten einer angiologischen Einflussnahme klären müssen.

Soll ich mich einer Selbsthilfegruppe anschließen?

Wird eine Skoliose erstmalig festgestellt, besteht naturgemäß Verunsicherung und ein hoher Informationsbedarf. Hier kann der Anschluss an eine Selbsthilfegruppe sehr nützlich sein, man findet rasch Kontakt zu Gleichaltrigen und kann persönliche Erfahrungen austauschen. Dies ist gerade für junge Menschen in der Pubertät wichtig.

Ein völlig normales Leben kann und muss auch mit Skoliose geführt werden. Dies gilt auch für die Berufswahl. Eine Befreiung von Schulsport ist nur in Ausnahmefällen ratsam.

Wo finde ich Rat?

Eine gute erste Orientierung bieten die Dachorganisationen zur Skolioseselbsthilfe am Ende des Buches. Dort können lokale Ansprechpartner und Gruppen, Einrichtungen der Physiotherapie mit Erfahrungen bei Skoliose oder Einrichtungen der Orthopädie, Spezialkliniken usw. abgefragt werden, es werden regelmäßig auch Infoveranstaltungen abgehalten. Viele Facebookgruppen, die sich dem Thema Skoliose verschrieben haben, laden zum Austausch ein.

Die neuen Medien und das Internet bieten eine Fülle von nützlichen Informationen, beispielsweise auch viele gut gemachte Videos mit

Anleitungen zu Gymnastik, Haltungstraining oder Sport. Aber keine falsche Euphorie: alle noch so gut gemeinten Übungen können die eigentliche Skolioseursache nicht beheben und sind alleine nicht zuverlässig wirksam.

Die in dem Text ausführlich dargelegte Angiologische Theorie zur AIS bietet erstmals eine umfassende und wissenschaftlich schlüssige Erklärung des Skolioseprozesses. Dies ist nicht nur von allgemeinem Interesse, sondern mit den davon ableitbaren Konsequenzen auch bedeutend für jeden Einzelnen. Mit der richtigen Schlafposition bietet sich erstmals eine Präventionsstrategie des Flachrückens, die jeder ohne Schwierigkeiten selbst umsetzen kann. Habt Mut und Zuversicht.

EXKURS I: MORBUS SCHEUERMANN

Die Kenntnis der Gefäßentwicklung im Knochen ist unverzichtbar zum Verständnis des Morbus Scheuermann. Die typischen Impressionsfrakturen der Endplatten entstehen erst in der Frühpubertät mit Verschwinden des embryonalen Gefäßsystems, wenn die netzartigen Anastomosen verschwinden. Grundlage der Endplattenpathologie ist die embryonale Hemmung der Gefäßreifung im Knochen bei vorübergehender plazentarer Insuffizienz (fehlende Bereitstellung von Nährstoffen über die Plazenta) mit Hypoxie, die eine unvollständige Gefäßsprossung zur Wirbelkörperperipherie zur Folge hat mit insuffizienten Knochentrabekeln. Diese Entwicklung findet bereits in der 3.-5. Embryonalwoche statt. Die Embryonalphase ist hoch deterministisch nach Tag und Stunde und kann nicht aufgehalten werden, Entwicklungsdefekte bleiben bestehen.

Der Verlust der Gefäßvernetzungen des embryonalen und des kindlichen Gefäßsystems erfolgt ab dem siebten oder achten Lebensjahr und ist ein völlig normaler Prozess (Vascular Pruning). Wenn aber die Knochenkapillaren in der frühen Embryonalphase nicht regelrecht angelegt sind, werden durch den Verlust des embryonalen Netzwerks die Knochentrabekel durch Mangelernährung soweit geschwächt, dass diese dem Quelldruck der Bandscheiben nicht stand halten mit rundlichen Impressionsfrakturen, die dem Versorgungsgebiet der defizitären Arterienterritorien entsprechen. Die rundlichen oder polyzyklischen Frakturen der Wirbelkörperendplatten sind als Schmorl´sche Knorpelknötchen bekannt und entstehen erst in der Pubertät.

Auch die teratogene (missbildende) Wirkung des Thalidomid (Contergan) findet hier ihre Erklärung, da die Substanz ausgeprägt antiangiogenetisch wirkt und in der kritischen Phase der Organogenese die Gefäßsprossung sehr wirksam verhindert. Personen mit dem Bild der Contergan-Embryopathie weisen daher neben der Fehlanlage der Extremitäten je nach Zeitpunkt der Tabletteneinnahme auch Wirbelsäulenveränderungen auf, die denen bei Morbus Scheuermann entsprechen. Sobald diese Phase der Organanlage abgeschlossen ist, verliert Thalidomid seine teratogene Wirkung, da die Gefäßentwicklung abgeschlossen ist. Das eigenartige Schädigungsmuster ist streng abhängig von der Entwicklungsphase des Embryo; es handelt sich bei dem Medikament daher nicht um ein klassisches Teratogen, welches in das Erbgut eingreift, es wirkt nur teratogen in einer streng begrenzten Phase.

Untersuchungen zum Blutfluss im Knochen lassen gerade in der Phase des ausgeprägtesten Knochenwachstums und der terminalen Organreifung eine dramatische Abnahme der Knochendurchblutung und der Diffusion erkennen. Die Pathologie der Endplatten beim Morbus Scheuermann und die Krümmung der Wirbelsäule bei Skoliose finden sich daher in derselben Entwicklungsphase des Gefäßsystems im Röhrenknochen. Die Kenntnis der Gefäß-entwicklung in der Pubertät ist somit der Schlüssel zum Verständnis von idiopathischer Skoliose und Morbus Scheuermann und Grundlage der zahlreichen Gemeinsamkeiten (Frank 2005). Eine Erblichkeit des Morbus Scheuermann ist bislang nicht erwiesen, vergleichbar zur idiopathischen Skoliose. Auch eineiige Zwillingen weisen Unterschiede auf, sind also nicht konkordant (Frank, Kentner 2014).

Eine biomechanische Ursache des Morbus Scheuermann scheidet in jedem Falle aus. Der Begriff „Lehrlingsbuckel" weckt eine falsche Assoziation, führend ist nicht die frühe berufliche Belastung, sondern die Entwicklungsphase des Skelett als Funktion der Gefäß-entwicklung. Analog zur idiopathischen Skoliose treten Veränderungen der Wirbelsäule bevorzugt bei großgewachsenen Jugendlichen auf, nach Wachstumsende kommt es zu keinen weiteren Verformungen der Wirbelsäule.

EXKURS II: OSTEOCHONDROSIS DISSECANS (OD)

Die Osteochondrosis dissecans (Ablösung von Knochen-Knorpelfragmenten im Gelenk) entsteht ohne vorangehende Traumen oder Entzündungen. Die OD ist das Äquivalent des Morbus Scheuermann an großen Gelenken und entsteht ebenfalls nur in der Pubertät. Das avitale Knochen-Knorpelfragment kann sich von der Gelenkfläche lösen und als „Gelenkmaus" in das Gelenk gelangen, da dort ein geringer Unterdruck herrscht. Das Gegenteil ist bei Morbus Scheuermann der Fall, die Bandscheiben drücken durch den hohen Quelldruck das avitale Fragment in den Wirbelkörper im Sinne einer wie ausgestanzt erscheinenden Impressionsfraktur hinein.

Grundlage ist eine lokale Minderentwicklung des Kapillarsystems bei plazentarer Insuffizienz in der frühen Embryonalphase, die erst in der Pubertät im Zuge des Kapillarpruning im Knochen zum Ausbruch kommt. Wegen der langen Latenzzeit ist der Zusammenhang zu Fehlanlagen im Gefäßsystem leicht zu übersehen, es gibt aber eine Reihe von schlüssigen Tiermodellen, die diesen Zusammenhang belegen. Zahlreiche Tiere, besonders solche die auf Größe und Leistungsfähigkeit gezüchtet sind wie Schweine oder Truthähne, weisen einen hohen Anteil von OD in den Gelenken auf.

Typische Lokalisationen finden sich an Kniegelenken, Ellenbogen, Sprunggelenken und Hüften. OD findet sich an Stellen, die eine besondere Dehnung oder Spreizung der Knochenkapillaren erfahren im Zuge der Gelenksausformung. Es handelt sich typischerweise nicht um biomechanisch belastete Regionen, lokale Traumen sind auszuschließen, eine biomechanische Deutung scheidet analog zur Skoliose und zu Morbus Scheuermann daher aus. Bei vergleichbarer Entstehungsgeschichte finden sich gemeinsame Veränderungen an der Wirbelsäule und an den großen Gelenken verhältnismäßig häufig. Ursache ist in allen Fällen ein vorübergehendes Missverhältnis von Energie- und Sauerstoffbedarf in der frühen Embryonalphase und verzögerte Leistungsfähigkeit der plazentaren

Ernährung von mütterlicher Seite. Das embryonale Wachstum ist hoch deterministisch nach Tag und Stunde der Entwicklung und kann nicht mehr nachgeholt werden. Die Prognose ist gut mit narbiger Ausheilung im Gelenksknorpel. Ein weiterer wichtiger Grund, dass Mütter gerade in der frühen Schwangerschaft auf Rauchen und Drogen aller Art zu verzichten haben.

GLOSSAR

Ätiopathogenese: Herkunft (Ätiologie) und Herleitung einer Erkrankung (Pathogenese) nach biologischen Prinzipien.

Angiologie: Lehre von Form, Aufbau und Entwicklung der Gefäße.

Anastomosen: „Kurzschlüsse" von Gefäßen, Kapillarregionen werden je nach Bedarf zeitweise stillgelegt. Das primitive embryonale Gefäßsystem ist ein dreidimensionales Netz von Anastomosen, das erst in der Pubertät verschwindet.

Angiogenese: Bildung hierarchisch organisierter Gefäße, die sich nach der Funktion des Organs ausrichten.

Apoptose: programmierter Zelltod, ein natürlicher und selbstbegrenzter biologischer Prozess zur Organentwicklung und Anpassung.

Arteriogenese: abschließende Reifung des Gefäßbaumes (siehe Vascular Pruning), in der Pubertät. Verbleibt lebenslang, sofern nicht degenerative Veränderungen eintreten.

Arthrose: Verlust der normalen Gelenksfunktion durch Knorpelschaden mit schmerzhafter Bewegungseinschränkung und Deformierung im Gelenk.

Beschreibung von Richtungen: lateral – zur Seite; rostral – nach oben; caudal – nach unten; ventral – nach vorne; dorsal – nach hinten; konvex – nach außen; konkav – nach innen.

Bezugsebenen der Beschreibung:
Frontalebene oder Coronalebene – von vorne gesehen, die Querachse.
Sagittalebene – von vorne nach hinten (Sagitta: der Pfeil).

Axialebene – Horizontalscheiben wie bei CT.

Chronisch Venöse Insuffizienz (CVI): chronische Druckerhöhung im Kreislauf des Venenblutes mit Kapillarverödung, z.B. klassisch bei Krampfadern. Im Knochen ist die ossäre (os: Knochen) CVI Grundlage der Arthrose, sie findet sich auch umschrieben in Skoliosesegmenten.

Degeneration: chronisch fortschreitender Verlust der ursprünglich spezialisierten Organfunktion und Ersatz durch funktionell minderwertiges Gewebe.

Diffusion: physikalischer Prozess, der Konzentrationsgefälle passiv ausgleicht, z.B. Salzgehalt, Wärmeunterschiede.

Embryologie: Lehre von Wachstum und Entwicklung des Embryo (Frucht) im Mutterleib. In der Frühphase wird dieser auch Fötus genannt.

Embryonale Gefäße: erste Generation von Kapillaren mit primitivem Netzwerk.

Epidemiologie: systematische Untersuchung von Merkmalen in einer Population (epi demos: was im Volke ist). Die Auswertung der Daten erfolgt durch die Statistik.

Evidenz: Grad der Überzeugung zu einem Zusammenhang auf Grundlage statistischer Aussagen zu wissenschaftlichen Daten. Der höchste Grad der Evidenz ist die gesicherte Kausalität.

Genetik: Zweig der Medizin, die sich mit der Erblichkeit von Merkmalen beschäftigt. Klassische Erbmodi sind dominante, rezessive oder geschlechtsbezogene Übertragung genetischer Eigenschaften.

Hochdruck- und Niederdrucksystem: vereinfacht Arterien und Venen, die durch das Kapillarsystem miteinander verbunden sind.

Analog dazu ist das Hochdrucksystem der große Körperkreislauf, das Niederdrucksystem der kleine Lungenkreislauf; diese werden von der linken und der rechten Herzhälfte angetrieben.

Hypertonie: hoher Druck im Gefäßsystem. Dabei kann unterschieden werden zwischen dem Druck in großen und kleinen Gefäßen und zwischen Arterien und Venen.

Idiopathische Skoliose: Wirbelsäulenverkrümmung aus unbekannter Ursache; wird für die frühkindlichen, die kindlichen und die adoleszenten Formen in gleicher Weise verwendet. Idiopathisch ist griechischen Ursprungs und bedeutet „aus sich heraus entstehend", also unbekannt.

Kausalität: Beziehung von Ursache und Wirkung. In der Wissenschaft werden strenge Kriterien gefordert wie zeitlicher Zusammenhang, Stärke der Assoziation, Plausibilität, Reproduzierbarkeit usw.

Kompartmentsyndrom: ein anatomisch vorgegebene starre Struktur, die nicht ausdehnungsfähig ist und z.B. bei Verletzungen zu kritischen Druckerhöhungen führen kann. Auch der Knochen kann als ein Kompartiment angesehen werden.

Konkavseite: Seite zu der sich der Rumpf neigt mit Hautfalten; bei AIS zu mehr als 90 % die linke Seite. Die entgegengesetzte Seite nennt man **Konvexseite**.

Konkordanz: Merkmalsgleichheit bei Zwillingen, z.B. Augenfarbe, Richtung und Höhe der Wirbelsäulenverbiegung bei Skoliose ... Hohe Konkordanzen können auf einen kausalen Zusammenhang zu einem Merkmal deuten.

Konvektion: physikalischer Prozess, der Konzentrationsgefälle aktiv ausgleicht durch äußere Einwirkungen, z.B. durch Bewegung, Erwärmung, Strömung ...

Kyphose: verstärkte Wirbelsäulenkrümmung nach hinten (Buckelform).

Lordose: verminderte Wirbelsäulenkrümmung, d.h. Verlagerung der Wirbelsäulenachse nach vorne. Normal an der LWS und HWS, skoliosefördernd an der BWS.

Metabolisches Syndrom: Zusammenspiel von Risikofaktoren der Gefäßdegeneration (Bluthochdruck, Fettstoffwechslstörungen, Diabetes mellitus ...) mit modernen Zivilisationskrankheiten, zu denen auch degenerative Arthrosen gehören.

Paradigma: „Musterbeispiel" für einen bestimmten Sachverhalt.

Pathogenese: beantwortet die Frage wie eine Erkrankung entsteht, also die biologischen Mechanismen die den Erkrankungsprozess antreiben.

Phänotyp: Erscheinungsform eines Merkmals (Phänomen); im Gegensatz zum **Genotyp**, dem genetischen Hintergrund des Merkmals.

Physiologie, Pathophysiologie: Zweige der Biologie, welche die regelrechte (physiologische) und die pathologische Funktion der Organe beschreibt.

Plazentare Insuffizienz: Missverhältnis der Bereitstellung von Blut und Nährstoffen der mütterlichen Plazenta (Mutterkuchen) und dem Bedarf des rasch wachsenden Embryo. Die mütterlichen Gefäße müssen sehr rasch angepasst werden, sonst drohen frühe Entwicklungsdefekte, die nicht mehr ausgeglichen werden können.

Risikofaktoren: Physikalische und Stoffwechseleinflüsse, welche die regelrechte Gefäßfunktion stören (Hypertonie, Blutfette, Blutzucker ...) und krankhafte Prozesse in allen Organen einleiten können.

Screening: Vorsorgeuntersuchungen, die der Früherkennung und Frühbehandlung einer Erkrankung dienen.

Sklerose: allgemein eine Verhärtung oder Verfestigung beispielsweise von Gefäßen (Vasosklerose), mit einer Funktionsbehinderung. Narben sind ebenfalls Sklerosen aus bindegewebigen Zellen.

Syndrom: Sammelbegriff für eine Vielzahl typischer Symptome eines Krankheitsbildes. Meist sind mehrere Organe betroffen.

Varianz: Merkmalsausprägung in einer Population, die Breite oder die Vielzahl möglicher Erscheinungsformen.

Vascular Pruning: Straffung und Optimierung der Gefäßbahn in einem Organ (pruning (englisch) ursprünglich Gehölzschnitt; allgemein: alles wird entfernt was unnötig ist). Bezeichnung für die völlig normale abschließende Reifung des Gefäßbaumes in der frühen Pubertät mit Verlust des embryonalen Gefäßnetzes. Es verbleibt danach lebenslang das organspezifische Gefäßbett, die Fließrichtung des Blutes wird damit endgültig festgelegt.

Wachstumsfugen der Wirbelsäule: zu unterscheiden sind die Fugen der Wirbelkörper (Röhrenknochen, mit an den Rand gedrängten hufeisenförmigen Fugen) und der Wirbelbögen (Faserknochen, mit Fugen am Ende der Wirbelbogenfortsätze, sog. Apophysen). Die Wachstumsfugen der Rippen finden sich an den Wirbelkörpern und am Knorpel zum Brustbein.

Wirbelsäulenabschnitte: HWS: Halswirbelsäule; BWS: Brustwirbelsäule; LWS: Lendenwirbelsäule. Cervical – zur HWS; thorakal – zur BWS; lumbal – zur LWS.

Wissenschaftstheorie: Zweig der Philosophie zum Finden und Formulieren wissenschaftlicher Erkenntnisse. Wissenschaft erfordert reproduzierbare Zusammenhänge, die logischen Gesetzen folgen.

Komplexe Zusammenhänge werden mit wissenschaftlichen Theorien erklärt, die so formuliert werden müssen, dass sie überprüfbar sind.

Skoliosen nach Entwicklungsstufen: unterschieden werden **infantile** (frühkindliche), **juvenile** (kindliche) und **adoleszente** (Pubertäts-) Skoliosen, die sich nach der Prognose stark unterscheiden können. Sie werden als idiopathische Skoliosen bezeichnet, da ihre Ursache als unbekannt gilt. Weitere seltene Formen sind z.b. neurogene, radiogene (strahlenbedingte), traumatische Skoliosen, deren Ursache zumeist bekannt ist.

Zwillingsforschung: Zweig der Genetik, die Merkmale an Eineiigen und Zweieiigen Zwillingen (EZ und ZZ) untersucht, um die Gemeinsamkeit und Erblichkeit bestimmter Merkmale zu prüfen. Hohe Konkordanzen (Übereinstimmungen) deuten auf kausale Beziehungen.

Zwischengewebe (Interstitium): Die universelle Transitstrecke für Nährstoffe, Hormone und Stoffwechselprodukte zwischen Kapillaren und Zielzellen des Gewebes. Das Zwischengewebe ist das größte und universelle Organ im Körper. Alles höhere tierische und pflanzliche Leben folgt demselben biologischen Grundprinzip von: Gefäß – Zwischengewebe – Zelle.

LITERATUR

- Aaron RK, Racine JR, Voisinet A et al.: Subchondral bone circulation in osteoarthritis of the human knee. Osteoarthritis and Cartilage 2018, 26: 940-944
- Abul-Kasim A., Karlsson M., Hasserius R., Ohlin A.: Measurement of vertebral rotation in adolescent idiopathic scoliosis with low-dose CT in prone position – method description and reliability analysis. Scoliosis 2010, 5:4
- AETNA –Idiopathic Scoliosis. 2019. www.aetna.com/cpb/medical/data300_399/0398.html
- Baschal EE, Terhune EA, Wethey CI et al.: Idiopathic scoliosis families highlight actin-based and microtubule-based cellular Projections and extracellular Matrix in disease etiology. Genes, Genomes, Genetics 2018, 8: 2663-2672
- Arnoldi CC: Vascular aspects of degenerative joint disorders – a synthesis. Acta Orthopaedica Scandinavica 1994, Supplement 261, Vol 65
- Basindwah SA, AlHazmi BF et al.: The role of melatonin receptor genes and estrogen receptor genes in the pathogenesis of Adolescent Idiopathic Scoliosis: A systematic review. J of Musculosceletal Surgery and Research 2019. IP 109.192118.213
- Boos N., Weissbach S. et al.: Classification of age related changes in lumbar intervertebral discs. 2002, Spine Vol. 27: 2631-2644
- Brookes M., Revell W.J.: Blood supply of bone – scientific aspects. Springer Berlin Heidelberg New York 1999
- Brink RC, Schloesser TPC et al.: What is relative anterior spinal overgrowth of the adolescent idiopathic scoliotic spine? Scoliosis and Spinal Disorders 2018, 13 (Suppl1): O2
- Bullmann V, Fallenberg EM, Meier N et al.: The position of the aorta relative to the spine before and after anterior instrumentation in right thoracic scoliosis. Spine 2006, 31: 1706.1713
- Bullough PG: Orthopaedic Pathology. Saunders 2004
- Burger E.L., Noshchenko A. et al.: Ultrastructure of intervertebral disc and vertebral disc-junctions zones as a link in

etiopathogenesis of idiopathic scoliosis. Advances in Orthopedic Surgery 2014, Hindawi Publishing Corporation, Article ID 850594

- Burwell GR, Dangerfield PH et al.: Adolescent idiopathic scoliosis (AIS), environment, exposome and epigenetics: a molecular perspective of postnatal normal spine growth and the etiopathogenesis of AIS with consideration of a network approach and possible implications for medical therapy. Scoliosis 2011; 6:26
- Burwell R.G., Dangerfield P.H.: Pathogenesis of progressive adolescent idiopathic scoliosis. Platelet activation and vascular biology in immature vertebrae: an alternative molecular hypothesis. Acta Orthop Belg 2006, 72: 247-260
- Crijns T, Stadhouder A, Smit T: Restrained differential growth: The initiating event of adolescent idiopathic scoliosis. Scoliosis an Spinal Disorders, 2018, 13 (Suppl1): P06
- Crock H.V., Yoshizawa H.: The blood supply of the vertebral column and spinal cord in man. Springer Berlin Heidelberg New York 1977
- Day G., Frawley K., Phillips G. et al.: The vertebral body growth plate in scoliosis: a primary disturbance of growth? Scoliosis 2008:3:3
- Day GA, McPhee IB Tuffley J et al.: Idiopathic scoliosis and pineal lesions in Australian children. J of Orthop Surgery 2007, 15:327-333
- Day JM, Fletcher J, Coghlan M, Ravine T: Review of scoliosis-specific exercise methods used to correct adolescent idiopathic scoliosis. Archivs of Physiotherapy 2019, 9:2-11
- Deeden B, Liljenqvist U, Schulte TL et al.: Left convex thoracic scoliosis - retrospective analysis of 25 patients after surgical treatment. Coluna/Columna 2011 10(3): 205-210
- Dickman D, Caspi O: Diagnosis and Monitoring of idiopathic scoliosis - Overview and technological advances. Clinical Application Notes 2001:1-6
- Dickson RA, Lawton JO et al.: The pathogenesis of idiopathic scoliosis. Biplanar spinal asymmetry. J of Bone and Joint Surgery 1984, 66:8-15

- Doi T, Harimaya K, Mitsuyasu H et al.: Right thoracic curvature in the normal spine. J of Orth Surgery and Research, 2011,6: 4-8
- Doody MM, Lonstein JE, Stovall M et al.: Breast cancer mortality after diagnostic radiography: findings from the U.S. Scoliosis Cohort Study. Spine 2000, 25:2052-2063
- Duart Clemente J, Llombart Blanco R, Berguiristain Gurpide JL: Morphological changes in scoliosis during growth. Study in the human spine. Rev Esp Cir Orthop Traumatol 2012, 56:432-438
- Farley F.A., Philips W.A. et al.: Natural history of scoliosis in congenital heart disease. 1991, J Ped Orthop Vol. 11: 42 ff
- Fernandes P, Weinstein SL: Natural history of early onset scoliosis. The J of Bone and Joint Surgery, 2007, 89: 21-33
- Findlay D.M.: Vascular pathology and osteoarthritis. 2007 Rheumatology Vol 46: 1763-1768
- Fisher RA, Frances V, De George MA.: A twin study of idiopathic scoliosis. Clinical orthopaedics and related disease. 1967, 117-126
- Frank K: Ätiologie und Pathogenese der Adoleszenten Idiopathischen Skoliose (AIS). Kursbuch der ärztlichen Begutachtung. ECO.Med Verlag Landsberg, Ergänzungslieferung September 2019
- Frank K: Metabolisches Syndrom, Arteriosklerose und degenerative Erkrankungen des Stütz- und Bewegungsapparates. ASU 2003,1:31-37
- Frank K: Morbus Scheuermann – Ätiologie, Pathogenese und natürlicher Verlauf. Orthopädische Praxis 2005, 41: 498-508
- Frank K., Kentner M.: Morbus Scheuermann bei eineiigen Zwillingen. ASU 2014, 49: 198-206
- Ghosh P, Cheras PA: Vascular mechanism in osteoarthritis. Clinical Rheumatology, 2001, 5:693-710
- Goekoop RJ, Kloppenburg M, Kroon HM et al.: Determinants of absence of osteoarthritis in old age. Scand J Rheumtol 2010, 1-6
- Gorman KF, Moreau A: The genetic epidemiology of idiopathic scoliosis. European Spine Journal: official publication of the European Spine Society, the European Spinal Deformity Society, and the European Section the Cervical Spine Research Society. 2012, 21: 1905-1919

- Grauers A: Inheritance and genetics in idiopathic scoliosis. Inaugural Dissertation, Karolinska Institutet 2015
- Grauers A, Einarsdottir E, Gerdhem P: Genetics and pathogenesis of Idiopathic Scoliosis. Scoliosis and Spinal Disorders 2016, 11: 45.
- Hach W., Langer C.H., Schirmer U.: Das arthrogene Stauungssyndrom. 1983, VASA Vol 12: 109-112
- Heisel J.: Manual Wirbelsäule. ecomed Landsberg 2003
- Hlushchuk R, Ehrbar M et al.: Decrease in VEGF expression induces intussusceptive vascular pruning. Arterioscl Thromb Vasc Biol 2011: 2836-2844
- Ho WK, Baccala M, Thom J, Eikelboom W: High prevalence of abnormal preoperative coagulation tests in patients with adolescent idiopathic scoliosis. J Thromb Haemost 2005, 3:1094-1095
- Hoffman DA, Lonstein JE, Morin MM et al.: Breast cancer in women with scoliosis exposed to multiple diagnostic X-rays. J Natl Cancer Inst 1996, 21: 1540-1547
- Homans JF, de Reuver S, Breetsvelt EJ et al.: The 22q11.2 deletion syndrome as a model for idiopathic scoliosis – A hypothesis. Medical Hypotheses 127 (2019) 57-62
- Huitema GC, Cornips EMJ, Martin H et al.: The position of the aorta relative to the spine. Spine 2007, 12: 1-5
- Igoumenou V, Megaloikonomos PD et al.: Comparison of rib hump deformity using the rib index in adolescent idiopathic scoliosis patients treated with three generations spinal fusion systems. Scoliosis and Spinal Disorders 2017, 12(supplement): P30
- Ikegawa S: genomic study of adolescent Scoliosis in Japan. Scoliosis and Spinal Disorders 2016, 11:5
- Junghanns G., Schmorl G.: Die gesunde und die kranke Wirbelsäule in Röntgenbild und Klinik. Thieme Stuttgart New York 1968
- Karski T.: Biomechanical Etiology oft the so called Idiopathic Scoliosis (1995-2007) – Connection with "Syndrome of Contractures" – Fundamental Information for Pediatricians in Program of early Prophylaxis. Journal of US-China Medical Science. 2011,8:259-272

- Konerding M.A.: Die Vaskularisation der Wirbelsäule. Vergleichende funktionell anatomische Untersuchungen. Hippokrates Stuttgart 1988
- Korn C, Augustin HG: Mechanisms of vessel pruning and regression. Developmental Cell 2015,34: 5-17
- Kou I, Otomo N, Takeda K et al.: Genome wide association study identifies 14 previous unreported susceptibility loci for Adolescent Idiopathic Scoliosis. Nature Communications 2019, 10: 3685
- Kouwenhoven JWM, Vincken KL, Bartels LW: The relation between organ anatomy and pre-existent vertebral rotation in the normal spine. SPINE 2006;31 (20): E754-8
- Kouwenhoven JWM, Castelein RM: The pathogenesis of Adolescent Idiopathic Scoliosis. SPINE 2008, 26: 2898-2908
- Kusumbe A, Ramasamy S, Adams RH: Coupling of angiogenesis and osteogenesis by a specific vessel subtype in bone. Article 2014 DOI 10.1038nature 13145
- Kusumi K, Dunwoodie SL: The Genetics and Development of Scoliosis. Springer New York 2016
- Lam C.G., Hill D.L. et al: Vertebral rotation measurement: A summary and comparison of common radiographic and CT methods. 2008, Scoliosis Vol. 3: 16ff
- Lawler L.P., Corl F.M., Fishman E.K.: Multi-detector row and volume rendered CT of the normal and accessory flow pathways of the thoracic system and pulmonary veins. Thoracic Vasculature 2002, 22: S45-S60
- Lloyd-Roberts GC, Pincott JR et al.: Progression in idiopathic scoliosis. The Journal of Bone and Joint Disease 1978, 60: 451-460
- Machida M, Saito M, Dubousset J et al.: Pathologic mechanism of idiopathic scoliosis: experimental scoliosis in pinealectomized rats. Eur. Spin J 2005;14:843-848
- Machida M., Dubousset L., Satoh T. et al. .: An experimental study in chickens fort he pathogenesis of idiopathic scoliosis. Spine 1993, 18: 1609-1615

- Makino H, Seki S, Kitajima I et al.: Differential proteome analysis in adolescent idiopathic scoliosis patients with thoracolumbar/lumbar curvatures. BMS Musculosceletal Diasorders 2019, 20: 247
- Mau H.: Die Ätiopathogenese der Skoliose. F. Enke Verlag Stuttgart 1982
- May R., Thurner J.: Ein Gefäßsporn in der Vena iliaca communis sinistra als wahrscheinliche Ursache der überwiegend linksseitigen Beckenvenenthrombose. Ztschr. für Kreislaufforschung 1956, 45:912
- McMaster M.: Infantile idiopathic scoliosis: can it be prevented? JBJS 1983, 65: 612-617
- Miyanji F: Adolescent idiopathic scoliosis: current persepectives. Orth. Research and Reviews 2014,6:17-26
- Moudgill N., Hager E., Gonsalves C. et al.: May-Thurner syndrome: case report and review of the literature involving modern endovascular therapy. Vascular 2009, 17: 330-335
- Murken JD, Cleve H.: Humangenetik. Enke Verlag Stuttgart 1979
- Negrini S, Donzelli S, Aulisa AG et al.: 2016 SOSORT guidelines: orthopaedic and rehabilitation treatment of idiopathic scoliosis during growth. Scoliosis and Spinal Disorders 2018, 13:1-48
- Nordeen M., Haddad F., Pringle E.M.: Spinal growth and a histologic evaluation of the Risser grade in idiopathic scoliosis. Spine 1999, 24: 535-538
- Oakley PA, Ehsani NN, Harrison DE: The scoliosis quandary: are radiation exposures from repeated X-rays harmful? Dose response: an International Journal, 2019:1-10
- Ogura Y, Matsumont M, Ikegawa S, Watanabe K: Epigenetics for curve progression of adolescent idiopathic scoliosis. EBioMedicine 2018, 37:36-37
- Ouellet J, Odent T.: Animal models for scoliosis research: state oft the art, current concepts and future perspective applications. Eur Spine J 2013, 2:81-95
- Papanastasiou D.A., Baikousis A. et al.: Natural history of untreated scoliosis in beta-thalassemia. Spine 2002, 27: 1186-1190

- Phend C.: Kid's hypertension linked to faster bone growth. In: Pludowski P. et al.: Accelerated sceletal maturation in children with primary hypertension. Hypertension 2009
- Pries AR, Secomb TW: Making microvascular networks work: Angiogenesis, remodelling and pruning. Physiology 2014, 29: 446-455
- Rajasekaran J, Babu JN, Arun R et al.: ISSLS Prize Winner: A study of diffusion in human lumbar discs: A serial magnetic resonance imaging study documenting the influence of the endplate on diffusion in normal and degenerate discs. Spine 2004, 23:2654-2667
- Rajasekaran S, Halanski S, Braunreiter C et al.: Preoperative detection of low von Willenbrand Factor Activity and operative Blood loss in pediatric scoliosis patients undergoing posterior spinal fusion. Pediatr Neonatal Care 2017,6:1
- Ratcliffe J.F.: An evaluation of the intra-arterial anastomoses in the human vertebral body at different ages. A microarteriographic study. 1982; J Anat Vol 134: 373-382
- Reinhardt K.: Krankhafte Haltungsänderungen. Skoliosen und Kyphosen. In: Diethelm L. et al.: Handbuch der medizinischen Radiologie. Teil 3: Röntgendiagnostik der Wirbelsäule. Springer Berlin Heidelberg New York 1976
- Rinsky LA, Gamble JG: Adolescent idiopathic scoliosis. West J med 1988,148: 182-191
- Roaf R.: The basic anatomy of scoliosis. J of Bone and Joint Surgery 1966, 48-B:786-792
- Ronckers CM, Doody MM, Lonstein JE et al.: Multiple diagnostic X-rays for spine deformities and risk of breast cancer. Cancer Epidemiol Biomarkers Prev 2008, 17: 605-6
- Rutges JPHJ, van der Jagst OP et al.: Micro-CT quantification of subchondral end plate changes in intervertebral disc degeneration. Osteoarthritis and cartilage, 2011: 89-95.
- Schlösser T, van Stralen M, Chu W et al.: Anterior overgrowth in primary curves, compensatory curves and junctional segments in Adolescent Idiopathic Scoliosis. PLOS ONE DOI 10.137, 2016, July 28:1-11

- Schlösser T, Brink R, Castelein R: The ethiologic relevance of 3-D Pathoanatomy of Adolescent Idiopathic Scoliosis. Columna 2017, 16:302-306
- Schlösser TPC, Semple T, Siobhan B et al.: Scoliosis convexity and organ anatomy are related. Eur Spine J 2017, 26: 1595-1599
- Sevastik B, Xiong B, Hedlund R, Sevastik J: The position of the aorta in relation to the vertebra in patients with idiopathic thoracic scoliosis. Surg Radiol Anat 1996, 18: 51-56
- Simony A, Hansen EJ, Christensen SB et al.: Incidence of cancer in adolescent idiopathic scoliosis patients treated 25 Years previously. Eur Spine J 2016, 10: 33660-3370
- Skawina A., Litwin J.A. et al.: Blood vessels in epiphyseal cartilage of human femoral bone: A scanning electron microscopic study of corrosion casts. 1994, Anat Embryol Vol 189: 457-462
- Sucato D.J., Duchene C.: The position of the aorta relative to the spine: A comparison of patients with and without idiopathic scoliosis. JBJS 2003, Vol 85: 1461-1469
- Thillard MJ: Vertebral column deformities following epiphysectomy in the chick. C R Hebd Seances Acad Sci 1959, 248:1238-1240
- Töndury G., Theiler K.: Entwicklungsgeschichte und Fehlbildungen der Wirbelsäule. Hippokrates Stuttgart 1990
- Tsirikos AI, Augustithis GA et al.: Cyanotic congenital cardiac disease and scoliosis: Pre-operative assessment, surgical treatment, and outcomes. Med Princ Pract 2019. DOI 10.1159/000501840
- Vital JM, Beguiristain JL et al.: The neurocentral vertebral cartilage: anatomy, physiology and pathophysiology. Surg Radiol Anat 1989, 11: 323-328
- Von Strempel A.: Die Wirbelsäule. Thieme Stuttgart New York 2001
- Wang S, Qiu Y, Zhu Z et al.: Histomorphological study of the spinal growth plates from the convex side and the concave side in adolescent idiopathic scoliosis. J of Orthopaedic Surgery and Research, 2007, 2-19
- Watanabe K, Takehiro M, Ikuho Y et al. : Physical activities and life style factors related to Adolescent Idiopathic Scoliosis. JBJS 2017, 99: 284-294

- Wynne-Davies R.: Familial (idiopathic) scoliosis. JBJS 1968, 50: 24-30
- Yeong KH, Man GCW et al.: Magnetic resonance imaging based morphological changes of paraspinal muscles in girls with adolescent idiopathic scoliosis. Scoliosis and Spinal Disorders 2018, 13 (Suppl 1): P11
- Scoliosis Australia 2020: National Self-detection Program for Scoliosis: Fact Sheet
- Zaydman AM, Strokova EL, Stepanova AO, et al.: A new look at causal factors of idiopathic scoliosis: Altered expression of genes controlling chondroitin sulfate sulfation and corresponding changes in protein synthesis in vertebral growth plates. Int. J. Med. Sci. 2019, Vol 16: 221-230

ADRESSEN

Nationale Dachverbände mit vielen nützlichen Informationen, eigenen Publikationen; Kontakt dazu unbedingt lohnenswert:

DSN Deutsches Skoliose Netzwerk
gemeinnützige UG-Gesellschaft,
Annabergerstraße 201,
53175 Bonn, Tel: 0228 88 60 906
info@netzwerkportal-skoliose.de

Bundesverband Skoliose Selbsthilfe
Siegburgerstraße 1 A, 51491 Overath,
Tel: 02206 90 47 956
verwaltung@bundesverband-skoliose.de

Verein Skoliose Schweiz
CH 6000 Luzern
info@skoliose-schweiz.ch

In Österreich soll eine Selbsthilfegruppe im Aufbau sein
Kontakt: skoliose@chronischkrank.at

AUTOR

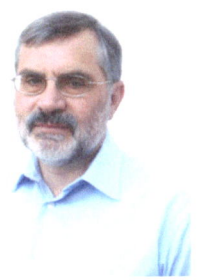

Dr. med. Karlheinz Frank

Arzt für Arbeits- und Sozialmedizin

Studium der Soziologie, Psychologie und Humanmedizin. Über dreißigjährige Tätigkeit als Arbeitsmediziner und medizinischer Gutachter. Spezialgebiet: Metabolisches Syndrom, Wirbelsäule, Skoliose, Morbus Scheuermann, Berufskrankheiten und Unfallrecht. Langjähriger Gutachter für arbeitsmedizinisch-radiologische Zweitbeurteilungen und Mitautor umfangreicher epidemiologischer Studien. Zahlreiche Vorträge und Publikationen zu seinem Spezialgebiet.

Der Autor verfolgt keine wirtschaftlichen Interessen, will sich aber Problemen von Jugendlichen und Angehörigen mit grundsätzlichen Fragen zur Skoliose nicht verweigern. Das Thema ist tatsächlich überaus komplex und geht tief in Biologie und Funktionsweise zahlreicher Organe hinein. Die idiopathische Skoliose wird auch in Zukunft noch manche Überraschungen für uns bereit halten.

frank@scoliosis-portal.com